Die Behandlung der Geschwülste

nach dem gegenwärtigen Stande und den Ergebnissen der experimentellen Forschung

Von

Dr. Hermann Simon

Assistenzarzt der chir. Abteilung
des Allerheiligen-Hospitals Breslau

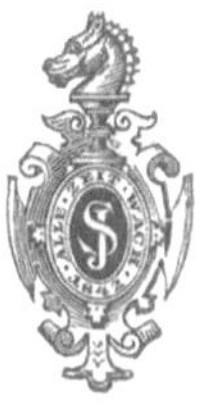

Berlin
Verlag von Julius Springer
1914

ISBN-13: 978-3-642-90417-2   e-ISBN-13: 978-3-642-92274-9
DOI: 10.1007/ 978-3-642-92274-9

Druck der Königl. Universitats-Druckerei H. Stürtz A. G., Würzburg

Meinem hochverehrten Chef

Herrn Professor Dr. Tietze

in aufrichtiger Dankbarkeit gewidmet

Vorwort.

Von der Gepflogenheit, die Daseinsberechtigung des Buches im Vorwort zu begründen, glaube ich in diesem Falle abweichen zu dürfen. Die Notwendigkeit, die in letzter Zeit enorm vermehrten Behandlungsmethoden der Geschwülste nach den Grundlagen, ihrer Technik und den heute davon zu erwartenden Erfolgen kurz zusammenzustellen, lag vor. Für die Ausführung boten sich natürlich verschiedene Wege; ob der im Folgenden beschrittene der richtige war, hat der Leser zu entscheiden.

Beim Abschluß des Werkes habe ich eine Dankespflicht zu erfüllen. Herr Dr. Herbert Stranz hat mich bei der Zusammenstellung der modernen diagnostischen Methoden, Fräulein Dr. Eugenie Ginsburg bei der Abfassung des die Blutkrankheiten behandelnden Anhanges wirkungsvoll unterstützt. Ihnen beiden, sowie dem Verlag, der meinem Plan bereitwilligst entgegenkam und seine Ausführung ermöglichte, sage ich an dieser Stelle meinen aufrichtigen Dank.

Breslau, Allerheiligen-Hospital, im Februar 1914.

Hermann Simon.

Inhaltsverzeichnis.

I. Allgemeines. Forschungsergebnisse. Diagnostik.

1. Einleitung.

Die bösartigen Geschwülste weisen in ihrem Verlaufe eine Reihe von Momenten auf, durch die sie für den Menschen ganz besonders furchtbar werden. Gegen alle Infektionskrankheiten, selbst wo diese in der verheerenden Form der Seuchen und Epidemien auftreten, vermögen wir uns durch vorbeugende Maßnahmen mit stetig wachsendem Erfolge zu schützen; bei den bösartigen Geschwülsten aber fehlt uns heute im wesentlichen noch jede Handhabe, um eine derartige Prophylaxe für das Einzelindividuum oder die Gesamtheit durchzuführen.

Es hat sogar den Anschein gehabt, als ob die bösartigen Geschwülste, insbesondere der Krebs, trotz aller gegen sie gerichteten Bestrebungen, ständig in Zunahme begriffen seien. So ist immer wieder behauptet worden, daß die zunehmende Kultur in dieser Beziehung einen unheilvollen Einfluß besitzt und auf irgend eine Weise das Anwachsen des Krebses vermittelt. Als Beweis ist dabei auf die Naturvölker hingewiesen worden, bei denen der Krebs ursprünglich selten oder ganz unbekannt ist und erst durch die Segnungen der Kultur Eingang findet. Das ist besonders für Japan behauptet worden, wo vor $^1/_2$ Jahrhundert von Krebs nichts bekannt war, während er heute dort eine ebenso häufige Erkrankung darstellt wie bei uns.

Diese im höchsten Grade beunruhigende Behauptung darf heute als widerlegt angesehen werden; sie ist entstanden durch eine allzu schematische Benutzung der Statistik, die gerade im Kampfe gegen den Krebs eine außerordentlich wichtige Rolle spielt, aber selbstverständlich nur unter Berücksichtigung einer Reihe von Momenten, besonders hinsichtlich ihrer Entstehung, verwertet werden darf. Die Erklärung für die scheinbare Zunahme des Krebses in Ländern mit wachsender Zivilisation liegt darin, daß nicht die Krankheit als solche häufiger geworden ist, sondern unsere Fähigkeit, dieselbe zu erkennen, zugenommen hat. Die Feststellung eines inneren Krebses, beispielsweise am Magen-Darmkanal setzt eben doch ein gewisses Maß von Kenntnissen voraus, das die auf primitiver Kulturstufe lebenden Völker in der Regel nicht besitzen. Daß diese Erklärung die richtige ist, beweisen Resultate, die Bashford, der Leiter des englischen Krebsforschungsinstitutes, dem die Krebsforschung gerade nach der statistischen Seite hin schon sehr viel zu verdanken hat, bei einer Zusammenstellung der Krebsfälle gewonnen hat. Auch unsere Statistiken lassen nämlich eine Zunahme der Krebsfälle erkennen, sobald wir alle Fälle zusammennehmen; trennen wir aber die Fälle nach den befallenen Organen, so ergibt sich, daß nur die Tumoren, deren Erkennung große Schwierigkeiten macht, häufiger verzeichnet sind, während beispielsweise für die Hautkrebse eine derartige Zunahme nicht nachgewiesen werden kann.

Ich weiß sehr wohl, daß die Frage nach der Verteilung der Geschwülste über die Erde noch umstritten ist. Gerade für die tropischen Gegenden wird immer wieder behauptet, daß der Krebs dort sehr selten sei, während die gutartigen Geschwülste beispielsweise bei den Negern viel häufiger seien als bei uns. Meist sind diese Behauptungen allerdings auf die doch mehr oder weniger beschränkten Beobachtungen Einzelner gegründet. Bashford lehnt auf Grund seines großen, das britische Weltreich und damit die ganze Erde umfassenden Materials auch dies ab. Auch Hansemann konnte feststellen, daß bei den Eingeborenen unserer Kolonien jedenfalls alle Tumoren vorkommen, die uns bekannt sind. Es kann sich also höchstens um einen prozentualen, nicht um einen absoluten Unterschied handeln. Für unsere zivilisierten Länder dürfen wir jedenfalls annehmen, daß das Karzinom überall in annähernd gleicher Häufigkeit auftritt.

Daß diese Häufigkeit eine große ist, weiß Jeder. Ich erinnere an die Berechnung Czernys, daß bei uns in Deutschland jährlich ungefähr 50 000 Menschen an Krebs sterben. Da wir die Dauer der Krankheit auf ungefähr 2 Jahre ansetzen können, dürfen wir folgern, daß ungefähr 100 000 Menschen mit diesem Leiden behaftet, ständig unter uns leben.

Verfolgen wir die oben begonnene Parallele mit den Infektionskrankheiten weiter, so werden wir zugeben, daß letztere angesichts ihrer räumlichen und zeitlichen Begrenzung zurückstehen gegen die überall in Erscheinung tretenden bösartigen Geschwülste, die zudem ihre Opfer meist gerade in ihrer Lebensperiode ergreifen, wo diese, auf dem Höhepunkt des Lebens angelangt, im Begriff sind, ihr Wissen und Können für sich selbst, ihre Familien und das Gemeinwesen nutzbar zu machen. Was den Verlauf betrifft, so bleiben selbst die relativ hohen Sterblichkeitsziffern mancher Infektionskrankheiten weit zurück hinter einem Leiden, für das noch vor Kurzem der Satz galt, daß es unter 100 Befallenen gerade 100 — unter meist qualvollen Erscheinungen — tötet. Nehmen wir schließlich noch dazu, daß der unheimliche Gast meist schleichend, ohne deutliche Vorboten auftritt, daß keiner von vornherein gegen ihn gefeit zu sein scheint, daß wir gerade über die wichtigsten Züge seines Wesens noch völlig im Dunkeln tappen, so werden wir zugeben müssen, daß tatsächlich keine andere Erkrankung dem Menschen in einer so furchtbaren Gestalt entgegentritt. Das Publikum weiß dies alles sehr wohl und auch der Kaltblütigste erbleicht, wenn das gefürchtete Wort „Krebs" bei einer Erkrankung auftaucht. „Ist es krebsartig" ist immer wieder die bange Frage, die wir hören, und deren Bejahung oder nicht restlose Verneinung auch heute als nicht viel weniger als ein Todesurteil aufgefaßt wird.

Selbstverständlich hat es schon in früheren Zeiten nicht an mannigfaltigen Versuchen gefehlt, der Entwicklung der bösartigen Geschwülste entgegenzutreten. Immerhin müssen wir sagen, daß noch vor einem Menschenalter das Publikum und die Mehrzahl der Ärzte den malignen Tumoren mit einer dumpfen Resignation gegenüberstand, namentlich wenn sie, was bei dem damaligen Stande der Technik sehr bald eintrat, das operative Stadium überschritten hatten. Heute ist das anders geworden. Angespornt durch bescheidene, aber immerhin vorhandene Erfolge, ist der Kampf gegen die bösartigen Geschwülste auf der ganzen Linie aufgenommen worden. Zahlreiche Forscher haben ihre Arbeitskraft ausschließlich in den Dienst dieser Sache gestellt, überall werden Institute begründet, die sich mehr oder weniger ausschließlich mit der Erforschung und Behandlung dieser Krankheiten beschäftigen, öffentliche und private Mittel werden in weitgehendster Weise zur Verfügung gestellt.

Dieser Kampf gegen die bösartigen Geschwülste wird von verschiedenen Fronten aus geführt. Mit Recht werden Fortschritte erwartet von der Zunahme unserer Erkenntnis auf diesem Gebiete. Daß diese bezüglich wichtiger Punkte noch sehr lückenhaft ist, haben wir bereits oben angedeutet. Wir wollen uns daher zuerst mit den Bestrebungen beschäftigen, die den Versuch machen, uns hier vorwärts zu bringen.

2. Der derzeitige Stand der experimentellen Krebsforschung.

Zur Erweiterung und Vertiefung unserer Kenntnisse über die Natur der bösartigen Geschwülste liegt es natürlich nahe, neben der sorgfältigen klinischen Beobachtung der einzelnen geschwulstkranken Patienten auch das Experiment im weitesten Umfange heranzuziehen. Nun sind aus naheliegenden Gründen den Experimenten an menschlichen Geschwülsten sehr enge Grenzen gesetzt: man war daher darauf angewiesen, die gelegentlich bei Tieren vorkommenden Geschwülste als Versuchsobjekte zu benutzen. Nachdem einmal die Aufmerksamkeit auf diesen Gegenstand gelenkt war, hat sich denn auch bald gezeigt, daß bei den verschiedensten Tierarten Geschwulstbildungen vorkommen, die angesichts ihres anatomischen Baues sowie ihrer sonstigen Eigenschaften als den menschlichen Tumoren durchaus analoge Bildungen aufzufassen sind.

Am geeignetsten für die experimentelle Verwertung erwiesen sich natürlich die Tumoren der gewöhnlichen Laboratoriumstiere, Mäuse, Ratten, Kaninchen, Meerschweinchen. Am häufigsten wird wohl mit dem „Mäusekrebs" experimentiert, einer dem menschlichen Karzinom zum mindesten sehr ähnlichen malignen Erkrankung, ausgehend von der Mamma der weiblichen Maus. Bei der Ratte ist eine Neubildung häufiger, die Sarkomcharakter trägt. Aber auch bei einer Reihe anderer Tierarten — Warm- und Kaltblütern — sind eine Menge der verschiedensten Tumoren beschrieben worden, auf die ich hier nicht näher eingehen will, die uns aber zeigen, daß die Geschwüste, auch die bösartigen, im Tierreiche weit verbreitet sind. Immerhin stellen diese Tiertumoren relativ seltene Bildungen dar, so daß planmäßiges Experimentieren mit denselben, namentlich in größerem Maßstabe, großen Schwierigkeiten begegnet.

Es bedeutete daher einen enormen Fortschritt, als es Jensen 1901 gelang, diese Tiertumoren auf andere Tierindividuen zu übertragen und uns so von den Zufälligkeiten der dazu noch seltenen Spontantumoren unabhängig zu machen. Durch diese Arbeit Jensens ist die experimentelle Krebsforschung eigentlich erst begründet worden. Das Gebiet wurde dann durch eine Reihe namhafter Forscher, Ehrlich, Apolant, Bashford, Lewin, Blumenthal u. a. weiter ausgebaut, so daß wir heut in der Lage sind, neben den seltenen Spontantumoren der Tiere noch eine von uns beliebig zu wählende Anzahl von Impftumoren für unsere Experimente nutzbar zu machen.

Die Übertragung wird meist durch Überimpfung von entsprechend vorbehandeltem Geschwulstmaterial vollzogen; es werden Geschwulstzellen des einen Tieres in den Körper des andern eingeführt. Es handelt sich also im wesentlichen um eine Implantation, d. h. Übertragung des wucherungsfähigen Materiales, nicht um eine Infektion, die Übertragung eines Erregers. Meist wird die Impfung unter die Haut des zweiten Tieres, dann aber auch in die Organe selbst, hin und wieder sogar direkt in die Blutbahn vorgenommen. Der entstandene Impftumor läßt sich dann wieder auf andere Tiere weiterverimpfen: daß ein solcher durch 20—30 Tiere hindurch jahrelang weitergezüchtet wird, ist keine Seltenheit. Dabei ist häufig zu beobachten, daß die Impfausbeute mit der Zahl der Weiterimpfungen zunimmt: während ein Tumor ursprünglich nur in 30—40% der Impfungen anging, gelingt es schließlich, in 100% Erfolge zu erzielen, der Tumor wird „virulenter‘‘. Noch interessanter ist die Tatsache, daß es in der Regel nur gelingt, Tiere derselben Art zu infizieren, wobei wieder die Blutsverwandten des als Ausgangspunkt gewählten Tieres die größte Empfänglichkeit aufweisen: der Maustumor kann in der Regel nicht auf die Ratte, das Kaninchen usw. übertragen werden und umgekehrt. So ist es bisher auch nur in ganz vereinzelten Fällen gelungen, menschliche Geschwülste auf Tiere zu übertragen. Die Art bildet also eine nur selten bei stark angereicherten, hoch virulenten Tumoren überschreitbare Schranke. Mitunter tritt die Erscheinung zutage, daß jüngere Individuen schwerer zu infizieren sind, aber bei einmal gelungener Infektion ein viel schnelleres und deletäreres Wachstum der Tumoren zeigen, als ältere Tiere, was vielleicht in Parallele gesetzt werden kann mit der größeren Seltenheit einerseits und dem rapideren Wachstum andererseits, das auch der menschliche Krebs bei jüngeren Individuen erkennen läßt.

Strukturveränderungen meist geringen Grades kommen während der Verimpfung häufig zur Beobachtung; vereinzelt ist sogar der Fall eingetreten, daß nach vielfacher Weiterimpfung eines Karzinoms allmählich ein Sarkom zur Entwickelung kam. Dieser Vorgang scheint indes nicht die prinzipielle Bedeutung zu besitzen, die ihm von Manchen zugeschrieben wurde, insbesondere soll dabei nicht etwa eine Metaplasie der Karzinomzellen zu Sarkomzellen nachzuweisen gewesen sein, sondern das Sarkom sich aus dem Stromaanteil des Karzinoms entwickelt haben.

Der umgekehrte Vorgang, die Umwandlung eines Sarkoms in ein Karzinom ist mir aus der Literatur bis heute nicht bekannt.

Manche Tiere weisen eine mehr oder weniger große Resistenz gegen die Impfungen auf. Diese natürliche Resistenz kann durch besondere Maßnahmen erhöht und bis zur Immunität gesteigert werden. Es ist aber zu betonen, daß eine solche Immunisierung nur Schutz gewährt gegen die künstliche Übertragung eines Tumors: es kann sehr wohl vorkommen und ist auch des öfteren beobachtet worden, daß während der Dauer dieser Immunität, während also Impfungen mit Tumormaterial ergebnislos verliefen, das Tier an einem Spontantumor derselben Art erkrankte. Auch die Art, wie diese Immunität erzielt werden kann, beweist deutlich, daß es sich um keinen streng spezifischen Vorgang handelt; die Immunität wird nämlich nicht nur bewirkt durch Vorbehandlung mit schwach virulentem Tumormaterial im Sinne einer echten aktiven Immunisierung, sondern es gelingt auch durch Einverleibung von Embryonenbrei, Leberzellen, Blutkörperchen und anderem beliebigem Zellmaterial der eigenen wie einer anderen Art, denselben Effekt zu erzielen. Es scheint also, daß der Körper durch diese Maßnahmen ganz allgemein die Fähigkeit erlangt, ihm aufgedrungenes fremdes Zellmaterial zu vernichten, eine Auffassung, die sich sehr wohl mit den unten näher zu schildernden Anschauungen Abderhaldens über Abwehrfermente in Einklang bringen läßt.

Daß auch der normale, in keiner Weise vorbehandelte Organismus dem Impftumor ungleich mehr Widerstand leisten kann als dies gegen eine spontan entstandene Geschwulst der Fall ist, beweist die Tatsache, daß Rückbildungen und selbst Heilungen von Impftumoren viel häufiger sind als bei Spontangeschwülsten. Diese Tatsache darf besonders dann nicht vergessen werden, wenn die experimentelle Krebsforschung zur Beurteilung der therapeutischen Wirksamkeit bestimmter Behandlungsmethoden herangezogen wird. Der Impftumor stellt eben doch, besonders in den ersten Stadien seiner Entwickelung, ein körperfremdes Gebilde dar, das niemals so fest im Organismus wurzelt, wie der auf Grund gewisser im wesentlichen noch unbekannter Vorbedingungen im Körper selbst zur Entwicklung gelangte, autochtone Spontantumor.

Der Wert der experimentellen Krebsforschung dieser Art ist nicht unbestritten geblieben. Seit ihrer Begründung ist des öfteren schon die Frage aufgeworfen worden, ob wir denn berechtigt sind, in den Tumoren der Mäuse, Ratten usw. den menschlichen Geschwülsten analoge Bildungen zu sehen und ob es daher statthaft ist, Forschungs- und Behandlungsergebnisse von den einen auf die anderen zu übertragen. Diese Frage ist besonders von Hansemann, der sich ja gerade bezüglich der Geschwülste einer wohlverdienten Autorität erfreut, des öfteren bestimmt verneint worden. Die Gesichtspunkte, die ihn veranlassen, eine Verwertung der Tiertumoren, besonders des Mäusekrebses, zu Schlüssen auf menschliche Verhältnisse abzulehnen, sind folgende:

1. Die Mäusegeschwülste erreichen manchmal Dimensionen, die im Verhältnis zur Größe des Tieres so bedeutend sind, wie niemals bösartige Geschwülste des Menschen; trotzdem können die Tiere vollkommen gesund sein, solange Ulzeration und Infektion fernbleibt.

2. Die Geschwülste begrenzen sich bei der Maus gegen die Umgebung und die Haut so gut, daß sie leicht operativ entfernt werden können, es fehlt also das für menschliche maligne Tumoren so typische infiltrierende Wachstum.

3. Bei spontan entstandenen Geschwülsten werden Metastasen nicht beobachtet.

4. Es kommt vor, daß sich Mäusegeschwülste vollkommen zurückbilden, besonders die überimpften, was bei menschlichem Krebs nie vorkommt.

5. Die histologische Struktur dieses Mäusekrebses ähnelt der des menschlichen Krebses nicht so weit, daß daraus auf eine Analogie beider geschlossen werden könnte.

Alle diese Punkte haben von den Vertretern der Krebsforschung, besonders Apolant und Lewin, Widerspruch gefunden; es unterliegt auch keinem Zweifel, daß sie in ihren wesentlichsten Punkten als widerlegt anzusehen sind.

Der erste Punkt ist besonders in seinem ersten Teile im allgemeinen zuzugeben. Es muß aber betont werden, daß diese Riesengeschwülste meist Impftumoren sind, wobei das verwendete Material durch die lange Weiterzüchtung einen enormen Grad von Wucherungsfähigkeit erlangt hat. Spontantumoren erreichen meist nur Kirsch- bis Kastaniengröße, bis die Tiere daran sterben.

Punkt 2 kann nicht in vollem Umfange zugegeben werden, wenn er auch für die Mammageschwülste der Maus aus anatomischen Gründen meist zutrifft. Die Brustdrüse der Maus liegt im lockeren, subkutanen Bindegewebe. Solange ein Tumor derselben in diesem Bindegewebe Platz findet, wird er sich vergrößern, ohne infiltrierend zu wachsen. Erst wenn sich ihm Hindernisse in den Weg stellen, überwindet er dieselben durch infiltrierendes Wachstum in die Nachbargewebe. Er paßt sich eben in seiner Entwicklung den vorliegenden anatomischen Verhältnissen an. Das ist auch der Grund, warum man nach den in das Unterhautbindegewebe ausgeführten Impfungen infiltrierendes Wachstum gewöhnlich vermißt. Macht man aber, wie dies neuerdings häufig geschieht, die Impfung direkt in das Parenchym der Organe, so daß sich die Gewebe der Tumorentwicklung bald hindernd in den Weg stellen, so bleibt das infiltrierende Wachstum nicht lange aus. Derartige Beobachtungen sind in letzter Zeit genug gemacht worden, es ist auch keine Seltenheit, daß sogar der Knochen durch die Geschwülste arodiert wird.

Die Behauptung, daß Metastasenbildungen bei spontan entstandenen Geschwülsten der Maus fehlen, darf heute als widerlegt gelten, da eine ganze Reihe von einwandsfreien, gegenteiligen Beobachtungen vorliegen. Allerdings kann nicht geleugnet werden, daß die Metastasen nicht mit der Regelmäßigkeit zur Beobachtung kommen wie bei den menschlichen bösartigen Geschwülsten, sondern doch wesentlich seltener zu sein scheinen. Bezüglich der Lokalisation derselben ist zu beachten, daß sie bei dem Mäusekrebs nicht auf dem Lymphweg, sondern meist durch die Blutbahn verbreitet werden, so daß die Lunge unter den befallenen Organen weitaus den größten Anteil aufweist. Des öfteren ist es neuerdings gelungen, in den Fällen, die makroskopische Metastasen vermissen ließen, mikroskopisch solche meist im Lungengewebe nachzuweisen.

Es scheint sich also auch dadurch zu dokumentieren, daß der Entstehung und Weiterentwickelung der Metastasen in diesen Tierkörpern wesentlich stärkere Hemmungen entgegentreten, als wir es für menschliche Verhältnisse annehmen können. Ohne auf die verschiedenen, hier angezogenen Erklärungsversuche näher einzugen, möchte ich nur die von Ehrlich aufgestellte Hypothese der athreptischen Immunität kurz streifen, da dieselbe in der Diskussion über diese und verwandte Fragen des öfteren auftaucht.

Ehrlich nimmt an, daß die Entwicklung eines Tumors an das Vorhandensein eines bestimmten Nährstoffes im Körper gebunden ist. Verbraucht nun der primäre stark wuchernde Tumor diesen Nährstoff völlig, so verhindert er dadurch das Wachstum eines neuen bzw. seiner Metastasen. Diese (relative) Immunität ist also eine athreptische, d. h. durch den Mangel an dem supponierten Nährstoff bedingte. Die Immunität einer Tierart für die Tumoren der anderen Gattung könnte man beispielsweise dann dadurch erklären, daß dieser Nährstoff ein für jede Tierart spezifischer ist. Ohne im übrigen zu dieser stark umstrittenen Hypothese persönlich Stellung zu nehmen, möchte ich nur daran erinnern, daß auch in der menschlichen Pathologie häufig ein kleiner Primärtumor mit ausgedehnten Metastasen angetroffen wird, während Riesentumoren lange Zeit Metastasen vermissen lassen.

Daß der vierte Punkt für die Impftumoren zutrifft, ist oben bereits erwähnt worden. Zu bedenken ist aber, daß wir, wie ich schon früher a. O. ausführen konnte, das Verhalten menschlicher Impfgeschwülste aus leicht begreiflichen Gründen nicht kennen und daher auch nicht wissen, ob diese nicht gegebenen Falles dieselbe Neigung zur Rückbildung und Spontanheilung zeigen würden wie die der Tiere. Fernerhin kann nicht daran gezweifelt werden, daß auch bei menschlichen Tumoren Spontanheilung vorkommt, wenn auch nur in einem geringen Prozentsatz der Fälle, für die dies behauptet worden ist.

Auch der fünfte Punkt begegnet großem Widerspruch, doch ist es naturgemäß gerade hier sehr schwer, eine objektive Entscheidung zu fällen. Es ist schließlich ja auch einigermaßen belanglos, ob wir diese Mäusetumoren als Karzinome bezeichnen oder sie den Endotheliomen zurechnen wollen, wozu Hansemann zu neigen scheint. Wenn also, um dieses viel zitierte Wort zu wiederholen „der Mäusekrebs auch kein Menschenkrebs" ist, so dürfen wir doch in ihm die analoge maligne Erkrankung der Maus erblicken.

Alles in allem dürfen wir wohl sagen, daß Hansemann mit seinem extremen Standpunkt, der übrigens von wenigen Pathologen geteilt wird, zu weit geht. Es soll übrigens nicht verschwiegen werden, daß er neuerdings seine diesbezügliche Auffassung doch etwas modifiziert hat. Nach einer Diskussionsbemerkung in der Berliner medizinischen Gesellschaft vom 18. XII. 1912 hat es überhaupt den Anschein, als ob er seinerzeit etwas mißverstanden worden sei, resp. nicht so weit in seiner Ablehnung hatte gehen wollen, als man nach dem Wortlaut seiner früheren Äußerungen annehmen mußte.

Ihre Daseinsberechtigung hat die experimentelle Krebsforschung schließlich schon heute durch eine Reihe von Ergebnissen bewiesen, die nicht nur allgemein interessante Tatsachen enthüllten, sondern auch geeignet erscheinen, zur Klärung schwieriger Fragen in dem Geschwulstgebiete hervorragend beizutragen. Ich will aus der Fülle der Arbeiten nur einiges herausgreifen.

Von nicht zu unterschätzender Bedeutung sind schon statistische Beobachtungen eines großen Tiermateriales. Es ist beispielsweise immer behauptet worden, daß bei der Entstehung des Karzinoms die Erblichkeit eine gewisse Rolle spielt. Bei der relativen Häufigkeit des Krebses überhaupt liegt nun hier die Gefahr einer Täuschung außerordentlich nahe, sofern wir nicht ein enormes statistisches Material, das nach gleichen Grundsätzen lange Zeit hindurch gewonnen ist, zugrunde legen können. Gelegentlichen Beobachtungen Einzelner über gehäuftes Auftreten des Krebses in einer Familie ist aus demselben Grunde jede Bedeutung abzusprechen. Nun müßte aber eine derartige Statistik für den menschlichen Krebs mehrere Generationen, zum mindesten also ein Jahrhundert umfassen. Bei der kurzlebigen Maus liegen die Verhältnisse natürlich wesentlich günstiger. So hat z. B. Bashford sein riesiges Mäusematerial so sorgfältig beobachtet, daß er von jedem Individuum einen Stammbaum besitzt, der mindestens drei Antezedenten aufweist. Da die Lebensdauer der Maus etwa 3 Jahre beträgt, genügen hierzu schon 10 Jahre. Bei einer statistischen Zusammenstellung seines Materials hat sich nun tatsächlich ergeben, daß von den Tieren, die an Spontantumoren erkrankten, zwei Drittel von Müttern oder Großmüttern stammten, die ebenfalls Tumoren hatten, während nur in einem Drittel solche unter den direkten Vorfahren vermißt wurden. Die Behauptung, daß erbliche Einflüsse beim Karzinom in Frage kommen, gewinnt also dadurch eine, wenn auch mit allem Vorbehalt, verwendbare Stütze.

Von Interesse und Bedeutung sind beispielsweise auch die Arbeiten, die die Beziehung der Milz zum Geschwulstwachstum auf experimentellem Wege zu klären suchen. Der Ausgangspunkt derselben ist einmal die Beobachtung, daß die Milz trotz ihrer reichlichen Vaskularisierung nur sehr selten den Sitz von Metastasen bildet, daß fernerhin die Milz häufig vergrößert ist bei Tumortieren und, was vielleicht noch bedeutsamer ist, auch bei den sog. Nullern, d. h. Tieren, bei denen eine Tumorimpfung nicht angegangen ist. Die erstgenannte Tatsache kann ja für die Tiere damit erklärt werden, daß, wie oben erwähnt, infolge der Bevorzugung des Blutweges für die Metastasenbildung hier die Lunge über alle anderen Organe prävaliert, sie trifft aber auch für die Pathologie der menschlichen Geschwülste zu, wo die Verhältnisse anders liegen. Es ist deshalb die Vermutung nicht unbegründet, daß die Milz gewisse Schutzstoffe gegen die Entwicklung der Geschwülste enthält. Die in dieser Richtung angestellten Experimente von Brancati, Braunstein, Oser und Pribram, Biach und Weltmann, Apolant hatten nun folgendes Ergebnis: Splenektomierte Ratten zeigen gegenüber Kontrolltieren ein rascheres Tumorwachstum Durch Injektion von Milzbrei kann bei Sarkomratten eine Rückbildung oder ein Wachstumstillstand von Tumoren bewirkt werden Die Immunisierung der Tiere wird durch Milzexstirpation unmöglich gemacht oder zum mindesten erschwert.

Von den anderen Forschungsergebnissen seien nur noch einige angeführt, die erst vor kurzem bekannt geworden sind und zurzeit noch im Vordergrund des Interesses stehen.

Berechtigtes Aufsehen erregten die Beobachtungen, die Peyton Rous und Murphy aus dem Rockefellerinstitut in New York mitgeteilt haben. Beide Forscher arbeiteten mit einem Spindelzellensarkom, das als Spontantumor bei einem Huhn aufgetreten war und das sich als sehr gut weiterverimpfbar erwies. Infiltrierendes Wachstum, Metastasenbildung, Tumorkachexie bewiesen, daß es sich um einen malignen Tumor handelte, woran auch nach dem mikroskopischen Bilde eigentlich kaum zu zweifeln war. Mit der Zahl der Weiterimpfungen nahm die Virulenz des verwendeten Materiales zu, so daß schließlich alle Individuen derselben Art infiziert werden konnten, während ursprünglich die Impfungen nur bei den Blutsverwandten des zuerst erkrankten Tieres erfolgreich gewesen waren. Niemals gelang dagegen die Übertragung auf andere Tiere, andere Vögel oder gar Säuger.

Bis hierher bietet die Beobachtung nichts Besonderes, wie aus dem früher über derartige Tumoren Ausgeführten hervorgeht. Überraschend wurden die Ergebnisse erst, als die Autoren daran gingen, die Art der Überimpfung zu modifizieren. Zuerst hatten sie dieselbe, wie üblich, durch die Übertragung eines Geschwulstextraktes, der als wirksame Bestandteile natürlich die Geschwulstzellen enthielt, vollzogen. Nunmehr aber gingen sie so vor, daß die Geschwultszellen vor der Überimpfung ausgeschaltet wurden. Das Material wurde nämlich entweder durch ein sehr enges Berkefeldfilter geschickt, oder getrocknet, zu Pulver verrieben und monatelang aufbewahrt oder schließlich mehrere Wochen lang in 50% Glyzerin gelegt. Trotz dieser Vorbehandlung des Impfmaterials, nach der ein Überleben der Zellen fast absolut auszuschließen ist, gelangen die Impfungen mit dem einzigen Unterschiede, daß die entstehenden Geschwülste, wieder Spindelzellensarkome vom typischen Bau des Ausgangstumors, viel längere Zeit zur Entwicklung brauchten als vorher. Wesentlich ist dabei, daß die Impfungen in normales Gewebe wenig erfolgreich waren, sofort aber bessere Resultate erzielten, wenn gleichzeitig eine lebhafte Bindegewebsreaktion hervorgerufen wurde, was durch Zusatz von etwas sterilem Kieselgur zu dem Filtrat erzielt werden konnte.

Auch für ein Osteochondrosarkom des Hundes konnten die Verfasser später auf ähnliche Weise ein filtrierbares Agens als Ursache feststellen.

Die Ergebnisse Peyton Rous und Murphys sind bereits mehrfach nachgeprüft worden. In Deutschland haben von Wasielewski in Heidelberg, Lewin in Berlin, Walter in Greifswald mit dem ihnen von Rous zur Verfügung gestellten Material gearbeitet und die Befunde in fast allen Stücken bestätigen können.

Resumée: Es gibt beim Huhn (und Hunde) Geschwülste von zweifellosem Sarkomcharakter, die durch einen filtrierbaren, daher

wohl kaum Zellen enthaltenden Stoff mit großer Regelmäßigkeit weiterverimpft werden können.

Bietet schon diese Entdeckung denen, die als Ursache der Geschwulstbildung einen belebten Erreger vermuten, eine willkommene Unterstützung ihrer Anschauung, so gilt dies vielleicht noch in höherem Maße
von den ebenfalls erst vor kurzem bekannt gewordenen Experimenten
Fibigers.

Der Kopenhagener Anatom hatte in gelegentlich beobachteten
Magentumoren der Ratte eine wohl charakterisierte Nematode, dem
Genus Spiroptera angehörend, gefunden. Es gelang ihm der Nachweis,
daß diese Nematode durch den Genuß einer bestimmten Art von Küchen-
schabe in den Rattenmagen gelangte. Diese Schabe (Periplaneta ameri-
cana und orientalis), in deren quergestreifter Muskulatur dieselbe Nematode nachzuweisen war, stellte also eine Art von Zwischenwirt dar.
Daß die Nematode im ursächlichen Zusammenhang mit der Geschwulstbildung stand, wurde dadurch bewiesen, daß man durch Übertragung
derselben auf gesunde Laboratoriumstiere Geschwülste von demselben
Typus hervorrufen konnte.

Die eintretenden anatomischen Veränderungen beschränken sich
auf den Fundusteil des Magens sowie auf die Speiseröhre, während der
Pylorusteil stets frei bleibt. Es handelt sich zunächst um Epithelhyper-
plasie und Entzündung, an die sich dann Papillombildung anschließt;
dieselbe erlangt mitunter kolossale Ausdehnung, so daß sie fast den ganzen
Magen ausfüllt. Hieran kann sich eine dem Karzinom zum mindesten
morphologisch sehr ähnliche Erkrankung anschließen. Vereinzelt ist
sogar Metastasenbildung beobachtet worden. Dabei waren in den Metastasen weder Parasiten noch deren Eier nachzuweisen, so daß die Entstehung derselben auf selbständige Weiterentwicklung der in die
fremden Organe verschleppten Magenepithelien zurückgeführt werden
muß.

Resumée: Eine durch einen Zwischenwirt in den Rattenmagen
gelangende Nematode veranlaßt dort eine Geschwulstbildung von
Papillomcharakter, die mitunter sogar einen karzinomatösen Bau aufweisen kann. Der Vorgang kann experimentell hervorgerufen werden.

Diese Beispiele mögen genügen, um darzutun, wie die experimentelle
Krebsforschung zur Erweiterung unserer Erkenntnis auf diesem Gebiete
verwertet werden kann. Daß die Impftumoren schließlich kaum ent-
behrliche Versuchsobjekte für die Prüfung unserer therapeutischen
Maßnahmen darstellen, braucht nicht weiter ausgeführt zu werden. Wir
werden darauf, sowie auf die Bedeutung der zuletzt skizzierten For-
schungsresultate für die Ätiologie der Geschwülste noch zurückzu-
kommen haben.

3. Zur Ätiologie der Geschwülste.

Hinsichtlich der Ätiologie der Geschwülste scheiden sich die Krebs-
forscher in zwei Gruppen, deren jede namhafte Vertreter zu ihren Anhängern zählt. Die eine derselben ist geneigt, als Ursache der Geschwulst-

entwicklung die Einführung eines belebten Erregers in den Körper anzunehmen; wir hätten es also dann mit einem Vorgang zu tun, den wir
den Infektionskrankheiten an die Seite stellen könnten. Dieser parasitären Theorie der Geschwülste steht die nichtparasitäre gegenüber,
deren Anhänger die Ursache der Geschwülste in anderen Momenten
suchen.

Bevor ich mir selbst einige Bemerkungen zu diesem wichtigen
Problem gestatte, möchte ich betonen, daß bis heute weder die Resultate
der klinischen Beobachtung, noch die Ergebnisse der experimentellen
Forschung gestatten, die Frage nach der Genese der Geschwülste restlos
zu beantworten. Es mag vielleicht auf den ersten Blick scheinen, als
ob die Ergebnisse Peyton Rous und Fibigers den Streit zugunsten
der parasitären Theorie entschieden hätten; wir werden indes unten sehen,
daß dies nicht der Fall ist; meines Erachtens nach haben wir auch heute
noch bezüglich der parasitären Geschwulsttheorie den Standpunkt
nicht überschritten, den einer ihrer prinzipiellen Anhänger, Czerny,
vor einiger Zeit dahin präzisierte, daß zwar noch kein Beweis für die
parasitäre Natur der Geschwulstbildung gefunden sei, daß aber auch
keine Tatsache vorliege, die unbedingt dagegen spräche.

Die Fragestellung ist dabei heute noch die, ob überhaupt eine parasitäre Ätiologie als wahrscheinlich anzunehmen ist, denn daß keiner
der bisher „entdeckten" Erreger in Frage kommen kann, scheint mir einwandsfrei festzustehen, da keiner derselben einer kritischen Nachprüfung
standhalten konnte. Es haben ja nicht alle dabei ein so klägliches Ende
gefunden wie die Findlinge eines Autors, deren Natur als Korkpartikel-
chen von den Pfropfen der verwendeten Reagenzflaschen nachgewiesen
werden konnte oder die Elemente, die als Farbstoffniederschläge erklärt
werden mußten, nein, das Eine muß zugegeben werden, daß die Geschwülste, auch die oberflächlich nicht zerfallenen, häufig verschiedene
Mikroorganismen enthalten, die teilweise auch aus ihnen gezüchtet
werden können. Falsch war dabei nur, ihnen eine ätiologische Bedeutung
für die Entstehung dieser Geschwülste zuzuschreiben, in denen sie an-
scheinend ein ziemlich harmloses Schmarotzerleben führen. Wir werden
einige derselben im speziellen Teil kennen lernen, da ihre Entdeckung
zu entsprechenden Behandlungsmethoden Anlaß gegeben hat.

Schon die klinische Beobachtung der Geschwülste macht es uns
schwer, einen infektiösen Ursprung derselben anzunehmen. Zum mindesten müssen wir die Einschränkung machen, daß, wenn die Geschwülste
Infektionskrankheiten sind, es sich bei ihnen um Vorgänge handelt,
die von dem fundamental verschieden sind, was wir über die Natur
und Eigenschaften der sonstigen Infektionskrankheiten wissen. Es muß
immer wieder darauf hingewiesen werden, daß die Geschwülste ansteckend
in der Auffassungsweise des Publikums, „kontagiös" jedenfalls nicht
sind. Daran ändern auch vereinzelte Angaben über häufigeres Vorkommen von Krebs in bestimmten Ortschaften, Straßen, Häusern,
dann bei zusammenlebenden Personen, sogenannte cancer à deux-Fälle,
nichts. Natürlich kann es vorkommen, daß der Peniskrebs die Portio
uteri infiziert, daß das Oberlippenkankroid auf die Unterlippe übergreift,

das sind aber Vorgänge, die auf Implantation und nicht auf Infektion zurückzuführen sind.

Diese Tatsachen sind natürlich den Anhängern der parasitären Theorie auch nicht unbekannt. Einige derselben suchen die fehlende Kontagiosität selbst der ulzerierten Formen des Krebses damit zu erklären, daß sie bei der Geschwulstentstehung einen Zwischenwirt annehmen. Also nicht von Individuum zu Individuum, sondern durch Vermittlung eines anderen tierischen Organismus wird das infektiöse Virus übertragen. So hat z. B. Borrel die Vermutung ausgesprochen, daß Milben der Haut (Demodex) bei der Entstehung mancher Haut- und Brustkrebse eine Rolle spielen, andere nieder- und höher organisierte Schmarotzer sind von Wasielewski, Löwenstein, Saul, Paulsen u. a. in tierischem und menschlichem Tumorgewebe nachgewiesen worden. Niemals bisher trat aber der ätiologische Zusammenhang zwischen diesen tierischen Parasiten und der Tumorbildung so deutlich in Erscheinung, wie dies für die Befunde Fibigers gilt. Allerdings waren die Tumoren, die er bei seinen Versuchen erhielt, meistens Papillome, die wegen ihrer großen Verwandtschaft mit entzündlichen Prozessen entschieden eine besondere Stellung im onkologischen System verdienen. Ich brauche nur daran zu erinnern, daß auch in der menschlichen Pathologie so viele Übergänge von den rein entzündlichen Formen (z. B. Kondylomen) zu den tumorartigen Papillomen bestehen, daß es oft schwer hält zu sagen, wo der entzündliche Prozeß aufhört und die Geschwulstbildung beginnt. Daß in einigen Fällen diese Papillome karzinomatös entartet sind, ist eine interessante, aber in der vorliegenden Frage nichts beweisende Tatsache. Wenn wir daher auch auf die gründliche Nachprüfung und eventuelle Ergänzung dieser Experimente Fibigers gespannt sein dürfen, so müssen wir vorläufig doch noch sagen, daß seine Resultate in der vorliegenden Ausdehnung jedenfalls nicht genügen, um die Frage nach der Genese der Geschwülste überhaupt zugunsten der parasitären Theorie zu entscheiden.

Daß Peyton Rous ein Hühnersarkom gewonnen hat, das durch einen filtrierbaren, daher wohl kaum lebende Zellen enthaltenden Stoff weiterverimpft werden kann, wird ebenfalls zur Stütze der Entstehung der parasitären Geschwülste herangezogen. Es ist dazu zunächst zu bemerken, daß der Ausschluß der Zellen noch nicht genügt, um die Wirksamkeit eines belebten Erregers zu beweisen: außer Geschwulstzelle und Parasit können noch eine Reihe anderer Momente (z. B. chemische) herangezogen werden, um das Angehen der Impfungen in diesem, bis jetzt übrigens vereinzelten Falle zu erklären. Außerdem glaube ich, daß wir unter dem Begriff „Sarkom" heute noch eine Reihe von Prozessen zusammenfassen, die eigentlich zu trennen wären und die wir auch trennen könnten, wenn wir in der Lage wären, unserer Einteilung der Geschwülste andere als morphologische Gesichtspunkte zugrunde zu legen. So können wir uns dann leicht vorstellen, daß auch die Genese der Sarkome keine einheitliche ist, daß bei einigen Formen tatsächlich eine parasitäre Ätiologie besteht. Im Einklang mit dieser Auffassung stände die Tatsache, daß es gerade einzelne Sarkomformen gewesen sind, für die ein parasitärer Ursprung behauptet und teilweise auch wahrscheinlich gemacht worden ist.

Bezüglich der Entstehung der Geschwülste kann überhaupt meines Erachtens nach nicht scharf genug unterschieden werden zwischen einer eventuell vorliegenden spezifischen Ursache und all den Momenten, die eine Disposition für die Tumorentwickelung zu schaffen vermögen. Dies führt mich auf die einzige, absolut sichere Tatsache, die wir heute bezüglich der Geschwulstentstehung kennen, auf die Bedeutung des Reizes, besonders in seiner chronischen Form. Dieser chronische Reiz tritt uns entgegen in den sattsam bekannten klinischen Beziehungen zwischen Gallensteinen und Gallenblasenkrebs, Phimose und Peniskarzinom, Magenulkus und Magenkrebs usw. Es kommen dabei nicht nur mechanische Momente in Frage, auch thermische und chemische Einflüsse können eine verhängnisvolle Rolle spielen; daß auch die strahlende Energie in gleichem Sinne wirken kann, ist eine erst vor kurzem gewonnene Erkenntnis.

Gerade die durch den Einfluß der Strahlen hervorgerufenen Tumoren müssen bei der Beurteilung der vorliegenden Frage herangezogen werden, denn in ihnen haben wir Geschwülste, bei deren Entstehung ein bestimmtes, wohl charakterisiertes Trauma eine so deutliche Rolle spielt, daß daneben ein besonderer Erreger kaum mehr in Frage kommen kann. Bekanntermaßen sind es besonders die Röntgenstrahlen, die in einer ganzen Reihe von einwandsfrei beobachteten Fällen diesen unheilvollen Effekt erzielt haben; daß auch die ihnen nahestehenden anderen Strahlenarten unter Umständen diese Wirkungen haben können, muß von vornherein angenommen werden. Ich möchte hier darauf hinweisen, daß ich vor kurzem über einen Fall berichtet habe, bei dem höchstwahrscheinlich die Quarzlichtbehandlung den Anstoß zur Entwicklung eines typischen Spindelzellensarkoms gegeben hat.

Weitere hochinteressante Beobachtungen, die den Einfluß des chronischen Reizes auf die Entstehung mancher Geschwülste deutlich illustrieren, verdanken wir wieder Bashford. Sie betreffen zunächst den sog. „Kangrikrebs". Kankroide der Abdominalhaut stellen bei uns eine große Seltenheit dar. Anders ist dies in Kaschmir. Die Ursache liegt darin, daß die Bewohner, um sich gegen die Unbilden der oft rauhen Witterung zu schützen, um den Leib den „Kangri", ein tönernes, mit glühenden Kohlen gefülltes Gefäß schnallen, also gewissermaßen ihren Ofen beständig mit sich herumtragen. Die Folge sind häufige Verbrennungen und Karzinomentwicklung von den Geschwüren und Narben derselben. Ähnlich zu bewerten haben wir die Feststellung, daß Lippen- und Zungenkrebse in Ceylon beim weiblichen Geschlechte ebenso häufig sind wie beim männlichen, weil im Gegensatz zu den Verhältnissen bei uns, die Frauen dort dem Tabakrauchen (und dem Kauen der Betelnuß) ebenso ergeben sind wie das männliche Geschlecht.

Der chronische Reiz kann also eine ganze Reihe verschiedenartiger Ursachen haben; daß auch die Ansiedelung von Helminthen, Nematoden und anderen tierischen Parasiten oder deren Eier in die Schleimhäute etwas Ähnliches bewirken kann, läßt sich leicht verstehen und bietet vielleicht den Schlüssel zu den Resultaten Fibigers u. a. Daß die Erzeugung einer Bindegewebsreizung Bedingung für die Geschwulstbildung ist, hat ja auch Peyton Rous erfahren: erst wenn er durch Zusatz von Kieselgur eine solche hervorgerufen hatte, wurden seine Impfungen in größerem Umfange erfolgreich.

Fassen wir zum Schluß kurz die Vorgänge zusammen, unter denen nach dem Stande unseres heutigen Wissens die Geschwulstbildung auftritt, so dürfte bezüglich des pathologisch-anatomischen Geschehens vollkommene Übereinstimmung herrschen. Die Zelle — epithelialer oder bindegewebiger Herkunft — ändert auf irgend eine Veranlassung hin ihr bisheriges Wesen vollkommen. Anstatt weiter ruhig im Rahmen ihres Ursprungsgewebes zu verbleiben, entwickelt sie plötzlich eine enorme Wucherungsfähigkeit. Das friedliche Verhältnis der Gewebe untereinander wird dadurch gestört, durch überstürzte und teilweise anormale Zellteilung sich rasch vermehrend, dringt die so entartete Geschwulstzelle in die benachbarten Gewebe vor, dieselben zerstörend. Durch Blut- und Lymphbahn, die Transportwege des Körpers, in ferne Organe verschleppt, entwickelt sie sich kraft der ihr zuteil gewordenen Vermehrungsfähigkeit zu Tochtergeschwülsten, die die gleichen deletären Eigenschaften der Muttergeschwulst aufweisen.

Welche Momente aber haben wir für diese so auffallende Änderung im Verhalten der Zelle anzuschuldigen? Genügt allein die Wirkung des chronischen Reizes, um die normale Körperzelle zur Geschwulstzelle umzuformen oder müssen wir nach anderen Faktoren suchen? Das ist der Kernpunkt der Frage, deren Beantwortung heute trotz aller darauf verwendeten Mühe noch aussteht. Erklärungen derart, daß die alternde Zelle zur Geschwulstentartung neigt und was wir sonst noch ähnliches anführen können, sind Umschreibungen, nicht Lösungen dieses Problems.

Die Stellungnahme des Einzelnen zu demselben wird daher heute noch im wesentlichen durch die persönlichen Anschauungen eines Jeden über die entscheidenden Punkte bestimmt. Wie man aus dem Gesagten wohl bereits ersehen hat, stehe ich persönlich der parasitären Theorie fern; ich könnte mir vielleicht die lokale Zellwucherung veranlaßt durch die Wirksamkeit eines belebten Erregers vorstellen, weiß aber nicht, wie ich das selbständige Weiterwachsen der in fremde Organe verschleppten Zelle mit dieser Auffassung in Einklang bringen soll. Da aber in einer Debatte über diese Punkte, wie erwähnt, nur Anschauungen, nicht Tatsachen zugrunde gelegt werden können, erübrigen sich alle weiteren Ausführungen.

4. Zur Diagnostik der Geschwülste.

Je frühzeitiger wir das Bestehen einer bösartigen Geschwulst feststellen können, desto erfolgreicher werden unsere therapeutischen Maßnahmen sein. Besonders die Aussichten der operativen Behandlung werden fast ausschließlich dadurch bestimmt, ob wir die Geschwulst noch in einem Stadium antreffen, wo sie einen lokal beschränkten Prozeß darstellt, oder ob bereits Übergreifen auf benachbarte oder sogar entfernte Organe stattgefunden hat.

Aus diesem Grunde hat man die Diagnostik der Geschwülste immer mehr zu vervollkommnen gestrebt. Gerade in den letzten Jahren sind eine Reihe von Methoden ausgearbeitet worden, die von verschiedenen Grundlagen ausgehend, dieses gemeinsame Ziel anstreben. Ich will im folgenden die wichtigsten und, soweit wir heute wissen, erfolgreichsten derselben kurz skizzieren. Wenn ich dabei auf die gebräuchlichen klinischen Untersuchungsmethoden nicht näher eingehe, so geschieht dies, weil ich dieselben als allgemein bekannt und geübt voraussetze, nicht etwa, weil die zu schildernden modernen diagnostischen Verfahren erlaubten, erstere zu vernachlässigen. Ich möchte im Gegenteil scharf betonen, daß diese Reaktionen immer nur als Unterstützung, nicht aber als Ersatz der klinischen Beobachtung und Untersuchung zu dienen haben.

Nur kurz erwähnen möchte ich einige Verfahren, die darauf basieren, daß der Stoffwechsel des Karzinomatösen von dem des Gesunden abweicht. So fand Lewin bei Karzinomträgern vermehrte Ausscheidung der Mineralsalze sowie der aromatischen Substanzen (Phenol, Indikan). Andere Autoren (Weiß, Falk, Salomon, Saxl und Salkowski) stellten fest, daß der Harn Krebskranker eine Vermehrung der Eiweißstoffe bzw. der Eiweißzerfallsprodukte aufweist. Es wurde deshalb eine Methode ausgearbeitet, mit der der an die Eiweißabbauprodukte gebundene Schwefel bestimmt wurde.

Diese Methoden lassen jede Spezifität vermissen. Sie ergeben zwar positive Resultate bei Tumorkranken, ebenso aber auch bei einer Reihe anderer Zustände, bei denen ein vermehrter Eiweißabbau stattfindet, z. B. Leberzirrhose, Leberabszeß, Tuberkulose usw. Ihre Heranziehung zur Differentialdiagnostik verbietet sich aus diesem Grunde.

Etwas bessere Resultate ergibt eine andere Methode, die wir Freund und Kaminer verdanken. Beide Autoren haben die interessante Entdeckung gemacht, daß das Blutserum gesunder Menschen imstande ist, Krebszellen im Reagenzglase aufzulösen und abzutöten, eine Eigenschaft, die dem Serum Karzinomatöser abgeht oder nur in geringerem Grade eigen ist. Die Reaktion wird folgendermaßen ausgeführt:

Das operativ oder von der Leiche gewonnene Tumormaterial wird zerkleinert, mit der fünf- bis zehnfachen Menge einer 1%igen Lösung von Natriumbiphosphoricum in 0,6%iger Kochsalzlösung aufgeschwemmt und durch ein ausgekochtes Koliertuch gepreßt. Die so gewonnene milchige Emulsion wird im Kälteschrank aufbewahrt.

Die Brauchbarkeit der Zellen wird folgendermaßen geprüft: in drei Röhrchen gibt man je 20 Tropfen von dem Serum eines Gesunden, eines Karzinomkranken sowie von 0,6%iger Kochsalzlösung. Zur Verhinderung der Fäulnis kommen je 2 Tropfen einer 10%igen Fluornatriumlösung hinzu. Sodann werden 1—3 Tropfen der Zellemulsion zugesetzt. Hierauf wird die Durchschnittszahl der Zellen in einem jeden Röhrchen bestimmt, worauf dieselben für 24 Stunden in den Brutschrank kommen. Nach Ablauf dieser Zeit wird wieder ausgezählt. Die Zellemulsion ist verwendbar, wenn im normalen Serum starke Verminderung, mindestens auf 50% der Anfangszahl, nachweisbar ist, während im Karzinomserum und in der Kochsalzlösung die Zahl der Zellen gleich blieb, sich etwas vermehrte oder nur wenig verminderte (bis zu 25%).

Leider ist auch diese Reaktion keine streng spezifische, da sie auch bei sicherem Karzinom hin und wieder negativ ist, während sie bei gesunden Individuen mitunter positiv ausfällt; auch findet sie sich bei Tuberkulose und fast immer bei Schwangerschaft.

Wesentlich günstiger lauten die Berichte über eine andere tumordiagnostische Methode, die Meiostagminreaktion, die Ascoli und Izar ausgearbeitet haben. Sie beruht im Wesentlichen auf physikalischen Vorgängen. Ascoli konnte zeigen, daß bei gegenseitiger Einwirkung von Antikörper und Antigen (s. u.) die Oberflächenspannung herabgesetzt wird, was sich durch eine Veränderung und zwar eine Vermehrung der Tropfenzahl äußert. (Meiostagmin = $\mu\varepsilon i\omega\nu$ kleiner, $\sigma\tau\acute{\alpha}\zeta\omega$ tröpfeln). Die Tropfenzahl wird dabei durch einen Tropfenmesser, das Stalagmometer, bestimmt.

Die oben genannten Begriffe erfordern eine kurze Erklärung. Sie sind wie einige andere, noch unten zu nennende Technizismen der Terminologie der Immunitätslehre entnommen und bestehen deshalb in erster Linie für die Infektionskrankheiten zu Recht. Sie finden aber auch für eine Reihe anderer Prozesse entsprechende Anwendung; so werden sie auch bezüglich der Tumoren angewandt, ohne daß daraus gefolgert werden dürfte, daß letztere den Infektionskrankheiten zugezählt werden müssen.

Das Serum eines an einer Infektionskrankheit leidenden Individuums, das „Immunserum", enthält Stoffe, die gegen das Krankheitsgift wirksam sind, die sog. Antikörper. Die Rolle des Krankheitsgiftes bei diesen Vorgängen vertritt das Antigen, durch dessen Einführung in den Körper in praxi die Antikörper erzeugt werden. So rufen die Toxine die Antitoxine, die Präzipitine die Antipräzipitine, die Hämolysine die Antihämolysine hervor. Dabei sind also Toxine, Präzipitine, Hämolysine „Antigene", Antitoxine, Antipräzipitine, Antihämolysine „Antikörper". Antigene und Antikörper sind für jede Krankheit streng spezifische, nur aufeinander abgestimmte und passende Stoffe.

Übertragen wir diese Begriffe nun auf die uns hier beschäftigenden Krankheiten, die Geschwülste, so muß die Rolle des Antigens der Tumor selbst übernehmen, da uns weder der Erreger, noch ein spezifisches Gift desselben bekannt ist. Als Antikörper dient das Serum des Geschwulstkranken, in dem wir Stoffe annehmen müssen, die gewissermaßen als Geschwulstantikörper wirksam sind.

Die Ausführung der Reaktion gestaltet sich folgendermaßen:

Zur Herstellung des Antigens wird ein primäres Magenkarzinom frisch zerkleinert und in einer Temperatur von nicht über 50° mehrfach in Alkohol extrahiert. Sodann wird der Tumor fein pulverisiert und bei etwa 30° öfters mit Äther ausgezogen. Der Alkoholextrakt wird dann bei 48° bis zum Trocknen eingedampft und hierauf der Ätherextrakt zugegeben. Nachdem der Äther zunächst entfernt ist, wird der Rückstand wieder in wasserfreiem Äther gelöst und dabei möglichst konzentriert gemacht. Dieser Tumorextrakt wird dann in dicht verschlossenen, dunklen Glasflaschen bei kühler Zimmertemperatur aufbewahrt.

Bei der Vornahme der Untersuchung soll der Patient nüchtern sein und jedenfalls kein Medikament kurz vorher eingenommen haben. Der Tumorextrakt wird mit trockener Pipette in ein Reagenzglas gebracht und zunächst nochmals im Wasserbade vom Äther befreit. Dann werden mit physiologischer Kochsalzlösung bestimmte Verdünnungen hergestellt. Das Patientenserum wird 1:20 mit physiologischer Kochsalzlösung verdünnt. Zu 9 ccm dieses verdünnten Serums kommt 1 ccm der verdünnten Antigenemulsion, bei einer Kontrolle statt dessen 1 ccm physiologischer Kochsalzlösung. Hierauf werden beide Proben 2 Stunden in den Brutschrank (37,5°) gestellt. Nach Ablauf dieser Zeit wird die Tropfenzahl für die Emulsionsprobe und die Kontrolle mit dem Stalagmometer bestimmt.

Die Meiostagminreaktion wird von den meisten Nachprüfern sehr günstig beurteilt. Sie soll, wenn vielleicht auch nicht de facto, so doch in praxi annähernd spezifische Resultate ergeben. Ihrer allgemeinen Verwendung steht allerdings bis zu einem gewissen Grade die außerordentlich komplizierte Technik entgegen.

Die großen Erfolge der Wassermannschen Serodiagnostik der Syphilis legten es nahe, die Komplementablenkung auch für die Diagnose der Tumoren zu verwerten. Diesem Bestreben entspringt eine Reaktion, die von Dungern ausgearbeitet hat und die in ihren Grundzügen durchaus dem Wassermannschen Verfahren nachgeahmt ist.

Zur Erklärung diene folgendes: Unter Komplement verstehen wir einen in jedem Blutserum vorhandenen Stoff, dessen Anwesenheit für den Ablauf einer Reihe von Reaktionen notwendig ist. Bringen wir beispielsweise rote Blutkörperchen zusammen mit einem dazu passenden Hämolysin, also einem Stoffe, der imstande ist, sie aufzulösen, so tritt die Hämolyse nur dann ein, wenn genügend Komplement vorhanden ist. Ebenso ist Komplement erforderlich, um die Einwirkung der Antikörper auf das Antigen zu ermöglichen.

Wassermann (und v. Dungern) verfahren nun in folgender Weise:

Dem Antigen (Lues- bzw. Tumorgewebe) wird das Serum des zu untersuchenden Kranken zugesetzt; stammt dieses Serum tatsächlich von einem lues- bzw. tumorkranken Patienten, so enthält es die spezifischen Antikörper, die sich mit dem Antigen verbinden, wozu Komplement herangezogen wird. Um nun diese „Ablenkung" des Komplementes nach der Verbindung Antikörper-Antigen augenfällig zu machen, wird das sog. hämolytische System, bestehend aus Erythrozyten + Hämolysin zugesetzt. Auch hier wäre nun Komplement nötig, um den Eintritt der Hämolyse zu ermöglichen. Erfahrungsgemäß besitzt aber die Verbindung Antikörper-Antigen eine stärkere Anziehungskraft auf das Komplement, als das hämolytische System. Sind also im Blutserum spezifische, zu dem Antigen passende Antikörper vorhanden, so wird das Komplement dorthin abgelenkt, die Hämolyse bleibt infolgedessen mangels an Komplement aus, die Probe ist positiv. Sind aber keine Antikörper vorhanden, d. h. stammt das Serum von einem nicht Luetischen bzw. Tumorkranken, so tritt das Komplement zum hämolytischen System, Hämolyse stellt sich ein, die Probe ist negativ. Eintritt oder Ausbleiben der Hämolyse ist leicht zu erkennen: im ersten Falle sehen wir eine gleichmäßig rote, durchsichtige Flüssigkeitssäule, im andern Falle sinken die roten Blutkörperchen zu Boden, darüber steht eine helle, farblose Flüssigkeit.

Um also noch einmal die wesentlichsten Punkte zusammenzufassen, so bezweckt die Probe den Nachweis der spezifischen Antikörper im

Blutserum des Kranken. Als Indikator für das Vorhandensein oder Fehlen derselben dient das hämolytische System, das entsprechend dem Verhalten des Komplements Hämolyse zeigt oder vermissen läßt.

Zur von Dungernschen Tumorreaktion sei Folgendes bemerkt: Als Antigen wurde ursprünglich, wie naheliegend, Tumormaterial genommen. Neuerdings dienen dazu Extrakte von Blutkörperchen, und zwar haben sich dabei die von Paralytikern stammenden am besten bewährt. Dieses an sich eigentlich unspezifische Material gibt trotzdem brauchbare Resultate. Es liegt auch darin eine Analogie mit dem Wassermannschen Verfahren, bei dem außer spezifischem Luesgewebe auch durchaus unspezifisches Material, z. B. Meerschweinchenherzextrakt, mit gleichem Erfolge als Antigen verwendet wird.

Vom Wassermannschen Verfahren weicht von Dungern bezüglich der Vorbehandlung des zu untersuchenden Serums ab. Dieses wird nämlich aus Gründen, die wir hier nicht ausführen können, vorher mit $^1/_{50}$ Natronlauge versetzt und dann nur auf 54° erwärmt.

Technik:

Zur Herstellung des Antigens wird einem Paralytiker Blut entnommen, wobei die Gerinnung durch Zusatz von oxalsaurem Natron verhindert werden soll. Durch mehrmaliges Zentrifugieren werden die roten Blutkörperchen vom Plasma befreit und eine möglichst dichte Emulsion derselben hergestellt. Zu 1 Gewichtsteil werden dann 19 Teile reines Azeton (Merck) zugesetzt. Das Ganze bleibt 3 Tage bei Zimmertemperatur stehen und wird von Zeit zu Zeit umgeschüttelt. Nach Ablauf dieser Zeit wird es filtriert, das Azeton im Brutschrank bei 37° abgedampft und der Rückstand in 96%igen Alkohol als 1%ige Lösung aufgelöst. Dieser alkoholische Extrakt wird dann vor dem Gebrauch mit 0,8%iger Kochsalzlösung so verdünnt, daß man 1 Teil Extrakt mit 4 Teilen physiologischer Kochsalzlösung langsam mischt und umschüttelt.

Zur Anstellung der Reaktion wird das Patientenserum zunächst mit der doppelten Menge $^n/_{50}$ Natronlauge versetzt und $^1/_2$ Stunde lang auf 54° erwärmt. Von diesem Serum werden dann mehrere Verdünnungen hergestellt, so daß von 4 Röhrchen das erste $^2/_{10}$, das zweite $^1/_{10}$, das dritte $^1/_{20}$, das vierte $^1/_{40}$ Serum enthält, wobei aber in jedem Röhrchen infolge der Verdünnung mit der doppelten Menge Natronlauge die dreifache Menge Flüssigkeit vorhanden ist. In jedes Röhrchen kommt sodann 1 ccm verdünnten Meerschweinchenserum, das das Komplement darstellt. Dieses ist vorher mit physiologischer Kochsalzlösung im Verhältnis von 1: 20 verdünnt worden. Außerdem wird jedem Röhrchen das Antigen (0,8 ccm Blutkörperchenextrakt) zugesetzt. Ein fünftes Röhrchen enthält eine Kontrolle, Serum + Komplement ohne Antigen. Nachdem dieses Gemisch 3 Stunden bei Zimmertemperatur stand, wird in jedes Röhrchen 1 ccm hämolytisches System gegeben. Nach weiteren 3 Stunden kann die Reaktion abgelesen werden.

Die von Dungernsche Reaktion hat zweifellos recht brauchbare Resultate zu verzeichnen. Es hat allerdings den Anschein, als ob die gleich zu schildernde Abderhaldensche Methode sie an Exaktheit doch übertrifft und daher sie zu verdrängen berufen ist.

Abderhalden geht bei seinen Experimenten von folgendem Grundgedanken aus: jeder tierische Organismus reagiert auf die Einführung fremdartiger Produkte in die Blutbahn dadurch, daß er Fermente mobil macht, die dieselben abzubauen vermögen. Durch Nachweis dieser Abbaufermente läßt sich also das Vorhandensein solcher in das Blut übergehender Stoffe feststellen.

So konnte Abderhalden z. B. feststellen, daß das Serum Schwangerer imstande ist, koaguliertes Plazentareiweiß abzubauen. Diese interessante Beobachtung gab ihm Veranlassung, eine Methode auszuarbeiten, mit der die Schwangerschaft auf serologischem Wege festgestellt werden kann. Es lag natürlich nahe, und Abderhalden hat von Anfang an dazu aufgefordert, auch bei den anderen Prozessen, bei denen ein Übertritt von fremden Eiweißstoffen ins Blut stattfindet, in dieser Weise vorzugehen. Das galt nun vor allem für die Tumoren, und tatsächlich gelang es auch bald zu zeigen, daß auch das Serum Krebskranker koaguliertes Geschwulsteiweiß abzubauen vermag. Es wird neuerdings darauf hingewiesen, daß das Serum dabei am besten reagiert, wenn man es mit der bei dem Kranken vorliegenden speziellen Tumorart zusammenbringt: Serum eines an Magenkarzinom Leidenden baut am besten Magenkarzinom ab, weniger gut Leber- oder Uteruskarzinomgewebe (Heymann und Fritsch). Damit war die Möglichkeit gegeben, eine sehr exakte und spezifische serologische Geschwulstdiagnostik zu schaffen.

Die Eweißabbauprodukte (Peptone) unterscheiden sich von den Eiweißstoffen selbst hinsichtlich der Polarisation und der Diffusibilität durch tierische Membranen. Ihr Nachweis kann daher auf zweierlei Weise geführt werden, entweder mit Hilfe des Polarisationsapparates (sog. optisches Verfahren) oder durch das Dialysierungsverfahren, bei dem eine Diffusionshülse Verwendung findet, durch die das Pepton diffundiert, das Eiweiß aber nicht. Meistens wird letzteres Verfahren angewandt, bei dem der teure Polarisationsapparat wegfällt und das nach Abderhalden ebenso gute Resultate liefert wie das optische.

Technik.

Der Tumor wird vom Nachbargewebe befreit, dann in Stückchen geschnitten und in kochendes Wasser geworfen, dem ganz wenig Essigsäure (auf 2 Liter Wasser 10 Tropfen Eisessig) zugesetzt ist. Das Kochen wird dann noch 5 Minuten fortgesetzt. Das Wasser wird mehrmals erneuert und immer wieder gekocht, bis im Kochwasser keine Eiweißstoffe mehr nachweisbar sind, was mit der Biuret- oder Ninhydrinprobe festzustellen ist. Sind beide Proben negativ, so füllt man die koagulierten Tumorstücke mit dem Kochwasser in eine Flasche, gibt eine Schicht Toluol zu und verschließt die Flasche sorgfältig.

Die Diffusionshülsen können von der Firma Schleicher und Schnell in Düren (Rheinland) bezogen werden. Sie müssen zunächst einige Stunden in Wasser gelegt werden, wobei sie aufweichen, dann werden sie gründlich ausgespült und daraufhin geprüft, ob sie für Eiweiß dicht sind, Pepton aber durchlassen, was wieder durch die oben genannten Proben festgestellt werden kann.

Das Blut darf nach der Entnahme nicht geschüttelt werden, wird am besten gleich in das Zentrifugierrohrchen aufgefangen. Nach der Gerinnung wird es zentrifugiert, hierauf das klare Serum abgehoben und verwendet.

Der eigentliche Versuch wird folgendermaßen angestellt: man gibt in die Diffusionshülse 1 g koaguliertes Tumoreiweiß, das dabei in kleine linsengroße Stückchen zerzupft wird. Auf dieses Gewebe gießt man nun 2—3 ccm des zu prüfenden hämoglobinfreien Serums. Zur Verhinderung der Fäulnis wird ein Tropfen Toluol zugesetzt. Hierauf wird die Hülse am offenen Ende zugehalten und unter dem Wasserhahn gründlich abgespült, worauf sie in ein Becherglas oder einen weithalsigen Kolben kommt. Das Gefäß, das zwischen Gefäßrand und Hülse höchstens 0,25 ccm Abstand lassen soll, wird mit 20 ccm Wasser beschickt; dabei soll das Wasser höher stehen als der Hülseninhalt, es wird außerdem ebenfalls mit einer dünnen Toluolschicht bedeckt. Nun kommt das Ganze in den Brutschrank. 16 Stunden später prüft man die Außenflüssigkeit mit der Ninhydrinprobe. Bei positivem Ausfall tritt eine schöne Violettfärbung ein, bei negativem ist die Flüssigkeit farblos oder gelblich.

Über die praktische Verwertbarkeit der Abderhaldenschen Tumorreaktion ist zurzeit ein abschließendes Urteil noch nicht möglich. Die bisher bekannt gewordenen Nachprüfungen ergeben jedenfalls höchst bemerkenswerte gute Resultate, so daß man hoffen darf, mit dieser Methode in der Diagnostik und dadurch auch in der Therapie der Tumoren um ein bedeutendes Stück vorwärts gekommen zu sein.

Der Vollständigkeit halber möchte ich noch folgende diagnostische Methoden kurz anführen. Da sie in der vorliegenden Form jedenfalls keine brauchbaren Resultate ergeben, erübrigt sich ein Eingehen auf Einzelheiten sowie die Beschreibung ihrer Technik.

Kelling geht von der Ansicht aus, daß das Karzinom durch die lebenden Zellen fremder Tiere entstehe, die dem Menschen meist durch die Nahrung zugeführt werden. Daher soll das Serum der Geschwulstkranken die Eigenschaft haben, Blutkörperchen bestimmter Tierarten (Huhn, Schwein, Schaf, Rind) zu lösen. Außer dieser Hämolysinreaktion hat Kelling, von ähnlicher Grundlage ausgehend, auch eine Präzipitinreaktion konstruiert.

Brieger hat gefunden, daß das Blutserum von Krebskranken mehr Antitrypsin enthält als das Gesunder und darauf eine diagnostische Methode aufzubauen versucht. Dieselbe fällt jedoch bei einer Reihe anderer Zustände ebenfalls positiv aus, so daß sie heute allgemein als eine Kachexiereaktion aufgefaßt wird.

Ich habe es bei der Besprechung dieser diagnostischen Untersuchungsmethoden mit Absicht unterlassen, die damit bisher erzielten Resultate einzeln aufzuführen; dieselben differieren so erheblich, daß eine Verwertung unmöglich ist. Ich sehe dabei von vornherein von Berichten ab, die über so kleine Zahlengrößen verfügen, daß deren Würdigung, etwa in prozentualer Verteilung, sich eigentlich von selbst verbieten müßte, aber auch die Untersuchungen an größerem Material, von sachkundiger Hand ausgeführt, ergeben noch höchst verschiedene Resultate. Meist ist zu beobachten, daß der Entdecker der Methode selbst bei seinen eigenen und den unter seiner Leitung ausgeführten Untersuchungen die besten Erfolge erzielt, hinter denen die anderer Untersucher mehr oder weniger weit zurückbleiben. Es sind bei all diesen Verfahren eben doch eine Menge von Kleinigkeiten zu berücksichtigen, die außerordentlich schwer schriftlich niederzulegen sind, die aber andererseits den Erfolg doch wesentlich beeinflussen. Mit der Zeit wird dieser Unterschied natürlich mehr und mehr ausgeglichen, so daß dann der praktische Wert der Methode zum Vorschein kommt.

Von den bisher bekannten Methoden bilden jedenfalls schon heute die Meiostagminreaktion, die Komplementbindungsmethode von Dungerns und das Verfahren nach Abderhalden eine wertvolle Unterstützung der Diagnostik.

Der allgemeineren Einführung steht bei allen dreien vorläufig noch die äußerst subtile Technik entgegen, die sachverständiges, sorgfältiges Arbeiten in gut eingerichteten Laboratorien zur Bedingung des Erfolges macht.

5. Zur operativen Behandlung der Geschwülste.

Wenn ich nunmehr zur Schilderung der Behandlung der Geschwülste übergehe, so möchte ich einen Satz an die Spitze stellen, der in letzter Zeit von einigen Seiten nicht mehr die Anerkennung gefunden hat, die er früher besaß und auf die er meiner Ansicht nach auch heute noch Anspruch hat. Die beste Behandlung der bösartigen Geschwülste ist die operative Entfernung derselben im Gesunden. Keine andere Methode hat bis heute die operative Behandlung aus dieser ihrer souveränen Stellung zu verdrängen vermocht. Die Einschränkungen, die dieser Grundsatz bezüglich einiger besonderer Tumorarten heute erfahren kann, werden wir unten kennen lernen; sie sind nicht bedeutend genug, um denselben in seiner generellen Bedeutung zu beeinträchtigen.

Diese bevorzugte Stellung der operativen Behandlung ist in dem Wesen der bösartigen Geschwülste selbst begründet, denn — abgesehen von geringen Ausnahmen — stellen dieselben Erkrankungen dar, die zunächst streng örtlich begrenzt auftreten und erst in der Folge sich auf dem Wege der Metastasierung im Körper verbreiten. Gelingt es uns also, den Tumor in den frühen Stadien seiner Entwicklung zu beseitigen, wo Metastasen noch fehlen oder so günstig lokalisiert sind, daß wir sie gleichzeitig entfernen können, so haben wir die Möglichkeit, den Körper völlig und dauernd von seinem Leiden zu befreien. Die namentlich in Laienkreisen weit verbreitete Ansicht, daß der Krebs ein allgemeines, etwa im Blut steckendes Leiden ist, von dem der Tumor nur eine lokale Manifestation darstellt, ist in dieser Form absolut falsch; erst wenn durch Einbruch in die Blut- und Lymphbahnen das Geschwulstmaterial überall hin verschleppt wird, dann entsteht ein solcher Zustand, dem gegenüber die lokal eingreifende Behandlung allerdings immer versagen wird.

Es ist zu bedauern, daß auch manche ärztliche Kreise der operativen Behandlung der Geschwülste einen ungerechtfertigten Skeptizismus entgegenbringen. Freilich ist die Anzahl der Dauerheilungen eine verhältnismäßig geringe; daß solche aber überhaupt zur Beobachtung kommen, beweist die Richtigkeit des oben Ausgeführten. Ein zu großer Pessimismus in dieser Frage birgt die Gefahr in sich, daß die operative Behandlung in dem Stadium versäumt wird, wo sie Aussicht auf Dauerheilung bietet.

Es ist deshalb notwendig, immer wieder auf die Fälle hinzuweisen, die tatsächlich durch operative Behandlung von ihren bösartigen Geschwülsten dauernd geheilt worden sind. Dabei zeigt es sich dann, daß namentlich unter einem größeren Material dieses Vorkommnis doch nicht so selten ist, wie es Mancher, vielleicht beeinflußt durch einige, ihn besonders nahe berührenden Fälle anzunehmen geneigt war. Angeregt durch einige eigene Beobachtungen über langjährige Dauerheilungen nach Geschwulstoperationen, habe ich versucht, das in Form der großen Operationsstatistiken vorliegende Material, besonders hinsichtlich der durch die Operation erreichten Dauerresultate, zusammenzustellen. Die Ergebnisse dieser Arbeit werden an anderer Stelle ausführlich mitgeteilt werden; hier möchte ich vorläufig nur einige Zahlen wiedergeben, die das Ausgeführte ohne besonderen Kommentar illustrieren.

Beschäftigen wir uns z. B. mit dem Magenkarzinom, einer Tumorform, über deren Bösartigkeit zu sprechen sich erübrigt. Ich lege dabei drei ganz verschiedene Berichte zugrunde, einmal den von Altschul über das Material der Prager deutschen chirurgischen Klinik, dann eine Sammelarbeit von Weil aus der Breslauer chirurgischen Universitätsklinik und schließlich den Bericht der bekannten amerikanischen Operateure, Gebrüder Mayo. Altschul verfügt über 612 Fälle von Magentumoren, von denen 190 überhaupt nicht operiert werden konnten. Von den übrigen war eine Resektion in 64 Fällen möglich, von denen wieder $26 = 40\,\%$ an oder bald nach der Operation starben. Dauerheilungen, nach 5 Jahren angenommen, kamen nur 5 zur Beobachtung, was $8\,\%$ entspricht oder sich auf $14\,\%$ erhöht, wenn nur die die Operation Überlebenden in Rechnung gezogen werden. Zu ähnlichen Resultaten kommt auch Weil, denn von 74 Resezierten, deren Operation mehr als 3 Jahre zurückliegt, sind $10\,\%$ geheilt geblieben; die Operationsmortalität ist aber hier wesentlich geringer und beträgt nur $22\,\%$. Sehr günstige Resultate hat Mayo an seinem Riesenmateriale zu verzeichnen. Unter 1000 Operationen wegen Magenkarzinom wurden 378 Resektionen ausgeführt. Sie konnten in $25\,\%$ der Fälle eine Heilung über 5 Jahre, in $38\,\%$ eine solche über 3 Jahre hinaus erzielen.

Bezüglich weiterer Einzelheiten möchte ich auf meine bevorstehende zusammenfassende Arbeit über diesen Gegenstand verweisen. Ich hoffe dabei besonders zeigen zu können, daß die Ergebnisse wesentlich bessere sind, wenn wir andere Organe (Uterus, Dickdarm usw.), in Betracht ziehen.

Die Indikation zur operativen Behandlung der Geschwülste ist überall gegeben, wo wir hoffen dürfen, die Grundbedingung derselben, die Entfernung aller Tumormassen, zu erfüllen. In zweifelhaften Fällen wird man sich häufig ebenfalls für die Operation entscheiden, da ja immer noch die Möglichkeit besteht, wenigstens durch palliative Eingriffe den Patienten Erleichterung zu verschaffen oder das operative Vorgehen auf die Feststellung des Befundes zu beschränken. Schließlich können operative Eingriffe bei nicht radikal operablen Fällen notwendig werden, um die Einleitung anderer Behandlungsmethoden, z. B. der Bestrahlung, zu ermöglichen.

Auf die Technik der operativen Geschwulstbehandlung einzugehen, liegt hier nicht in meiner Absicht.

II. Die nicht operative Behandlung der Geschwülste.

Der Begriff der Operabilität eines Tumors ist bis zu einem gewissen Grade ein relativer. Er kann beeinflußt werden durch den Allgemeinzustand des Kranken, auch die persönliche Anschauung des Operateurs und eine ganze Reihe anderer Momente sind hierfür maßgebend. Naturgemäß ist er auch nicht für alle Zeiten feststehend: wir können heute die Grenzen der Operabilität eines Tumors viel weiter stecken, als dies früher der Fall war. Der mächtige Aufschwung, den die letzten Jahrzehnte der operativen Chirurgie gebracht haben, ist eben auch der Geschwulstbehandlung außerordentlich zugute gekommen; wir haben gelernt, in Gegenden des Körpers vorzudringen, die früher einem Eingriff unzugänglich erschienen, wir dürfen es heute wagen, ausgedehnte Körper- und Organteile zu entfernen, ohne den Gesamtorganismus erheblich zu schädigen.

Trotzdem fehlt es auch heute nicht an Fällen, die sich als inoperabel erweisen, sei es, daß sie bereits in diesem Stadium in unsere Behandlung gelangten oder daß sie erst durch das nach der Operation auftretende Rezidiv erkennen lassen, daß wir uns hinsichtlich ihrer radikalen Operabilität getäuscht haben. Gegen diese Formen treten dann die zahlreichen nicht operativen Behandlungsmethoden in ihr Recht, mit denen man schon seit langem immer wieder versucht hat, das unheilvolle Wachstum der bösartigen Geschwülste zu bekämpfen. Gerade die jüngste Zeit hat auf diesem Gebiete so viel des Neuen gebracht, daß der Einzelne angesichts des überreichlich vorliegenden Materiales kaum imstande ist, sich selbst einen, auch nur einigermaßen orientierenden Überblick zu verschaffen. Wer es daher unternehmen will, dieses Gebiet zu beschreiben, sieht sich zunächst vor die Notwendigkeit gestellt, alle die einzelnen den verschiedensten Gebieten angehörenden Methoden nach gewissen Gesichtspunkten zu orientieren.

Ich werde mit den Methoden beginnen, die durch Einverleibung von Bakterien und ihrer Stoffwechselprodukte zu wirken beabsichtigen, daran anschließend soll der Versuche, ein Heilserum gegen die Geschwulstbildung zu schaffen, gedacht werden. Das zweite Kapitel ist den chemisch wirkenden Mitteln gewidmet. Sodann folgt die Besprechung der physikalischen Behandlungsmethoden, also besonders der Strahlentherapie. In einem letzten Abschnitt will ich schließlich alle die Behandlungsarten zusammenstellen, die sich in keine der drei ersten leicht abgrenzbaren Gruppen einfügen lassen und dabei doch Interesse genug verdienen, um erwähnt zu werden. Wir werden darunter neben manchen anderen Verfahren auch die interessanten Versuche, organotherapeutisch oder durch Fermentwirkung Beseitigung der Geschwülste anzustreben, kennen lernen.

1. Bakteriotherapie, Serotherapie, Immunisierungsverfahren.

a) Bakteriotherapie. Wir verstehen unter Bakteriotherapie der Tumoren die Einverleibung von Bakterien oder ihrer Produkte in den geschwulstkranken Körper. Maßgebend für dieses Vorgehen ist die Hoffnung, das unheilvolle Wachstum derselben dadurch aufzuhalten.

Aus diesem interessanten Kapitel der Geschwulsttherapie sind die Versuche am bekanntesten geworden, bei denen die Erreger des Erysipels zur Verwendung kommen. Dieselben gehen von der verhältnismäßig alten Beobachtung aus, daß ein interkurrentes Erysipel bösartige Geschwülste mitunter günstig zu beeinflussen, ja sogar dauernd zu heilen vermag. Wenn auch manche diesbezüglichen Angaben, besonders der älteren Literatur, mit Vorsicht aufzunehmen sind, so hat doch die kritische Forschung ergeben, daß in einzelnen Fällen ein solcher kurativer Einfluß unverkennbar war (Bruns). Es handelte sich dabei fast ausschließlich um Sarkome, während Karzinome sich wenig oder gar nicht beeinflußbar zeigten. Es soll gleich hier bemerkt werden, daß dieser Unterschied auch bei den Resultaten der auf die geschilderte Beobachtung aufgebauten Behandlungsmethoden zum Ausdruck kommt: auch hier sind es fast ausschließlich Sarkome, die die geringe Zahl der ganzen oder teilweisen Erfolge ausmachen.

Schon Fehleisen, der in den Streptokokken die Erysipelerreger entdeckte, hatte vorgeschlagen, die bereits ihm bekannte wachstumshemmende Wirkung derselben im Kampfe gegen die Geschwülste zu verwerten: durch Übertragung derselben auf den Geschwulstträger sollte ein künstliches Erysipel hervorgerufen und so Heilversuche an der Geschwulst angestellt werden. Dieser Vorschlag illustriert so recht die Hilflosigkeit, mit der man damals den inoperablen Geschwülsten gegenüberstand; daß er nicht in ausgedehnterem Maße befolgt wurde, war nur in der begreiflichen Scheu begründet, die Erreger selbst, virulente Streptokokken, zu übertragen.

Die Fortschritte, die die Bakteriologie seit jenen Tagen gemacht hat und besonders der Ausbau der Immunitätslehre schienen hier berufen, helfend einzugreifen. Es boten sich zwei Wege für das Problem, die Erysipelwirkung mit Vermeidung der lebenden Infektionserreger am geschwulstkranken Körper hervorzubringen. Entweder mußte man nur die Produkte der Bakterien, ihre Toxine, übertragen oder mit Vermeidung auch dieser nur die Stoffe benutzen, die jeder Körper gegen die Infektion zu bilden pflegt, also die Antitoxine. Ersteres Verfahren war dann angezeigt, wenn man die Beeinflussung der Geschwülste den Infektionserregern, praktisch also dem tatsächlichen Ausbruch der Krankheit selbst, zuschrieb, letztere Überlegung entsprang dagegen der Ansicht, daß erst in der durch die Infektion verursachten Reaktion des Körpers der heilende Einfluß liege. Beide Wege sind begangen worden, der erste, die Übertragung der Toxine des Erysipelkokkus durch Lassar und Spronk, besonders aber durch den Amerikaner Coley, dessen etwas modifiziertes Präparat „Coleys fluid" eine ausgedehnte Anwendung erfahren hat und auch heute noch vereinzelt Verwendung findet. Den zweiten Weg aber haben Emmerich und Scholl beschritten, indem sie durch Infektion von Tieren ein Heilserum, das die Antitoxine enthalten sollte, gewannen; dieses wurde dann aus dem Tierkörper auf den geschwulstkranken Menschen übertragen.

Coley gewinnt sein Präparat, indem er von Streptokokkenkulturen, die 21 Tage lang bei 35° gezuchtet sind, teils durch Kieselgurfilter Filtrate, teils durch einstündige Erwarmung bei 58° Sterilisate herstellt. Diesen Streptokokkenkulturfiltraten und -Sterilisaten werden dann noch Kulturen eines anderen Bazillus, des Bacillus prodigiosus zugesetzt, von denen auf ähnliche Weise Filtrate oder Sterilisate gewonnen worden sind. Die Mischung beider, in der also nach Entfernung oder Unschädlichmachung der Bakterien selbst nur die Toxine enthalten sind, stellt den in Form von Einspritzungen verwendeten Coleys fluid dar.

Die Hinzufügung des Bacillus prodigiosus, durch die Coley von dem Verfahren seiner Vorgänger auf diesem Gebiete, Lassar und Spronk, die nur mit Streptokokkenkulturen arbeiteten, abweicht, erfolgt, weil er auf Grund der Versuche von Roger glaubt, die Virulenz der Streptokokken durch diese Zugabe zu erhöhen. Es ist klar, daß das Originelle der Methode, die doch eine Nachahmung der Erysipelwirkung auf die Geschwülste sein soll, dadurch verschleiert wird, um so mehr, als Petersen behauptet und durch triftige Gründe wahrscheinlich zu machen verstanden hat, daß die ganze Wirkung des Coleys fluid allein aus der Anwesenheit des Bacillus prodigiosus zu erklären ist, wodurch die Methode aller Spezifizität entkleidet würde.

Zur Technik: Coleys fluid wird entweder entfernt vom Tumor, subkutan oder in diesen selbst, intratumoral injiziert. Mitunter wurde das Mittel auch direkt in die Blutbahn intravenös gegeben, wonach die Wirkung natürlich viel schneller und stärker eintritt.

Die Reaktion des Organismus ist in der Regel eine starke, Temperaturanstiege auf 39—40°, eingeleitet durch Schüttelfröste, Erhöhung der Pulsfrequenz mit Veränderung der Qualität und die bekannten Allgemeinerscheinungen geben Kunde von der schweren Infektion und Intoxikation des Körpers. Ein Herpes labialis kommt häufig zur Beobachtung.

Wie steht es nun mit den durch diese schweren Nebenerscheinungen erkauften therapeutischen Erfolgen? Die ersten Berichte Coleys lauteten recht günstig. Es trat schon hier der oben erwähnte Unterschied zwischen Sarkomen und Karzinomen in Erscheinung, doch wollte er auch bei letzteren wesentliche Beeinflussung in Form von Verkleinerung der Tumoren und Stillstand des Wachstums gesehen haben. Die letzten Publikationen des Autors, sowie die der anderen, die mit dem Mittel gearbeitet haben, lauten wesentlich zurückhaltender. Coley selbst will neuerdings die Behandlung im wesentlichen bei Sarkomen angewendet wissen, bei denen immerhin 12% Heilungen zu erzielen seien. Bei einer Zusammenstellung der seit Coleys erster Veröffentlichung aus dem Jahre 1893 erschienenen Mitteilungen kommt mir zwar diese Ziffer reichlich hoch gegriffen vor, immerhin finden sich aber doch einige Fälle, die nicht wegzudeuten sind, und die dem Verfahren ein beschränktes Anwendungsgebiet sichern.

Wir müssen also zugeben, daß in geeigneten Fällen, etwa bei einem Extremitätensarkom vor der Amputation ein Versuch mit Coleys Behandlung nicht ohne weiteres von der Hand zu weisen ist. Zu bedenken bleibt dabei aber immerhin, daß die Fortschritte der Chirurgie, besonders hinsichtlich der Überpflanzung von Knochen, heute gestatten, in solchen Fällen Glieder zu erhalten, die früher der Exartikulation im Schulter- oder Hüftgelenk verfallen waren, ohne daß übrigens mit diesen verstümmelnden Operationen ein Rezidiv mit Sicherheit vermieden wurde. Wir werden uns doch daher in jedem Falle zu überlegen haben, ob wir uns durch die zeitraubende Toxinbehandlung die Chancen der Operation, die heute, wie erwähnt, viel von ihren Schrecken verloren hat, verschlechtern lassen dürfen.

Die schweren Erscheinungen, die bei Coleys Verfahren die Einverleibung der Toxine hervorruft — in vereinzelten Fällen ist sogar Exitus eingetreten — schienen vermeidbar, wenn man mit Antitoxinen arbeitete, die im Tierkörper vorgebildet waren. Ein solches Verfahren haben Emmerich und Scholl versucht. Ihr Präparat wird in folgender Weise gewonnen:

Benutzt werden Kulturen, die aus Erysipel- und Puerperalfieberfällen gewonnen worden sind. Die Bouillonkulturen dieser Streptokokken bleiben zunächst 3 mal 24 Stunden im Brutschrank bei 30—31° C. Hierauf wird ein Kaninchen mit 15 ccm dieser Kultur intraperitoneal infiziert, dasselbe muß nach 15—20 Stunden sterben. Vom Herzblut dieses Tieres werden wieder Kulturen genommen, und diese stellen das Material dar, das zur Impfung der Tiere, die die Antitoxine bilden sollen — es handelt sich um Schafe — verwendet wird. Zeigen die Kulturen eine Verminderung der Giftigkeit, so werden mehrere direkte Übertragungen vom Herzblut auf Kaninchen gemacht, um durch diese Tierpassage die Virulenz zu steigern. Ist die Virulenz zu groß, was allerdings selten vorkommt, so kann man sie durch Übertragung auf Bouillon abschwächen. Durch diese Verfahren wollen die Autoren stets gleich virulentes Infektionsmaterial zur Verfügung haben.

Mit diesem werden nun die Schafe behandelt, indem unter aseptischen Kautelen 6—8 Wochen hindurch subkutane Injektionen vorgenommen werden. Zuerst werden nur 15 ccm injiziert, später 30 ccm. Nach Ablauf der genannten Zeit wird das Tier verblutet, das Blut aufgefangen, das Serum abgeschieden und zunächst einzeln aufbewahrt, hierauf mit möglichst vielen anderen auf dieselbe Weise gewonnenen Serummengen gemischt. Durch ein Chamberlandfilter wird es sterilisiert und ist nach Zusatz von etwas Tricresol zur Abtötung etwa doch noch vorhandener Kokken gebrauchsfertig.

Trotz all dieser Maßregeln scheint es indessen nicht zu gelingen, das Präparat keimfrei zu machen, wie sich bei der Anwendung am Menschen zeigt. Wenigstens kommen hierbei dieselben Nebenerscheinungen, wie bei Coleys Verfahren, wenn auch vielleicht etwas abgeschwächt, zur Beobachtung. Daß dieselben doch wohl auf noch virulente Erysipelkokken zu beziehen sind, beweisen die Fälle, wo danach echte Erysipele entstanden sind. In einem dieser Fälle, den Freymuth beschreibt, ist dasselbe sogar auf die Wärterin des Kranken übergegangen, hat also an Virulenz nichts zu wünschen übrig gelassen.

Die therapeutischen Erfolge dieses in etwas zu optimistischer Auffassung als Krebsserum bezeichneten Präparates stehen hinter den mit Coleys fluid erzielten Erfolgen noch weit zurück. So hat sich das Verfahren auch im Gegensatz zu dem Coleys nicht einzuführen vermocht und ist schon vor Jahren allgemein abgelehnt worden.

Wir haben also im großen und ganzen ein Fiasko dieser Art von Bakteriotherapie der malignen Geschwülste festzustellen. Die spärlichen Erfolge der Coleyschen Behandlung ändern daran um so weniger, als es sich, wie schon oben angedeutet, bei ihnen wahrscheinlich auch nicht um streng spezifische Wirkung der Erysipelerreger handelt.

Es gewinnt überhaupt den Anschein, als ob jede schwere Infektion des Körpers gelegentlich einmal eine Hemmung des Geschwulstwachstums herbeiführen könnte. Wir können uns tatsächlich auch sehr leicht vorstellen, daß in einem Zustande, wo der ganze Körper leidet, gerade die malignen Geschwülste, die erfahrungsgemäß ganz besonders empfindlich gegen Schädlichkeiten aller Art sind, in erhöhtem Maße beeinträchtigt werden.

Bei einer aufmerksamen Durchsicht der Literatur finden wir auch hin und wieder Beobachtungen, nach denen auch andere Infektionskrankheiten vorübergehend oder dauernd ähnlich gewirkt haben. So berichtet Löffler, daß er bei seinen geschichtlichen Studien über Malaria auf eine Notiz aus dem Jahre 1775 gestoßen sei, wonach ein Brustkrebsrezidiv nach interkurrenter Malaria dauernd geheilt sei. Wir werden diese interessante Tatsache registrieren, ohne der Anregung Löfflers, alle Geschwulstkranken deshalb mit Malaria zu infizieren, näher zu treten.

Eine gewisse Beziehung zwischen Malaria und Krebs ist vielleicht überhaupt nicht ganz von der Hand zu weisen. Es ist beispielsweise darauf hingewiesen worden, daß in tropischen Gegenden Karzinomerkrankungen selten seien, und die Vermutung daran geknüpft worden, daß dies durch die dort grassierende Malaria bedingt sei. Diese Behauptung hat zwar dem besonders von italienischen Forschern gesammelten Material nicht standhalten können: daß sie überhaupt aufgestellt und ernstlich diskutiert werden konnte, ist aber doch wohl vereinzelten Beobachtungen zuzuschreiben, in denen die Malaria einen dem Erysipel ähnlichen Einfluß auf Geschwülste ausgeübt hat, der natürlich ebensowenig wie bei letzterer Erkrankung ein direkt spezifischer war.

Unter einem ähnlichen Gesichtswinkel lassen sich vielleicht auch die Untersuchungen betrachten, die Schmidt über die Beziehungen zwischen Krebs und Infektionskrankheiten angestellt hat. Ausgehend von der Tatsache, daß Geschwulstkranke häufig angeben, früher nie ernstlich krank gewesen zu sein, ging er der Frage nach, ob vielleicht das Überstehen einer Infektionskrankheit die Disposition zur Geschwulsterkrankung herabsetze und kommt auf Grund jahrelang durchgeführter Beobachtungen tatsächlich zu Resultaten, die in diesem Sinne zu sprechen scheinen.

So hatten unter 242 Magenkrebskranken 44 % fruher keine Infektionskrankheit durchgemacht. Infektiöse Kinderkrankheiten fehlten sogar in 74 % der Falle. Interesse bot es schließlich auch, die Frage umgekehrt so zu stellen, ob etwa der Krebskranke gegen eingefuhrte Krankheitserreger sich besonders resistent verhalte. Zu diesem Zwecke wurden 63 Krebskranke mit ihrer Zustimmung der Vakzination mit Kuhpockenvirus unterworfen. Dabei kam es nur in 32 % der Fälle zu einer Pustelbildung.

Zweifellos läßt sich gegen diese Art der Untersuchung sowie gegen die Verwertung der dabei gewonnenen Resultate manches einwenden. Das häufige Fehlen von Infektionskrankheiten in der Anamnese Geschwulstkranker ist allerdings auch mir aufgefallen, seit ich, durch Schmidt aufmerksam geworden, diesem Punkte erhöhte Beachtung schenke. Ich will indes nicht näher darauf eingehen, und wollte überhaupt nur auf die Möglichkeit hinweisen, daß derartige Beziehungen bestehen könnnten, und beabsichtige im übrigen nicht, den immerhin interessanten Gedankengang des Autors im einzelnen weiter zu verfolgen. Schmidt selbst wird jedenfalls dahin geführt, die Frage aufzuwerfen, „ob nicht unser Lebensschifflein zwischen der Skylla der Infektionskrankheiten und der Charybdis des Krebses dahinsteure."

Eine allerdings meist unfreiwillige Bakteriotherapie der Geschwülste tritt schließlich dann in Erscheinung, wenn Eiterungsprozesse dem Geschwulstwachstum entgegentreten. Daß z. B. eine postoperative Eiterung die in der Wunde zurückgebliebenen Geschwulstkeime zerstören kann, ist nicht nur theoretisch ohne weiteres anzunehmen, sondern auch durch klinische Beobachtung des öfteren tatsächlich festgestellt worden. Es sind sogar Fälle bekannt, wo große Tumoren allein durch Infektion zur Nekrose kamen und allmählich vollkommen abgestoßen wurden, so daß Heilung ohne Operation eintrat (Rotgans). Trotzdem werden wir den von einer Seite gemachten Vorschlag, alle bei Geschwulstoperationen gesetzten Wunden mit Streptokokken zu infizieren, ablehnen müssen, da der Erfolg wohl meist ein unvollkommener sein dürfte und wir nicht in der Lage sind, eine derartige Infektion in den Schranken zu halten, die der geschwächte Körper verlangt.

Zusammenfassend komme ich zu folgenden Schlüssen:

Der in einzelnen Fällen zu beobachtende hemmende Einfluß des Erysipels, seiner Erreger oder Produkte auf das Geschwulstwachstum, ist kein spezifischer, entspricht vielmehr den Veränderungen, die auch sonst hin und wieder durch schwere Infektion des Körpers in Form von Rückbildungen am Tumorgewebe hervorgerufen werden.

Die bisher beobachteten Erfolge der Coleyschen Behandlung gestatten, in geeigneten Fällen einen Versuch mit diesem Mittel anzustellen.

Bei unseren operativen Eingriffen an Geschwülsten dürfen wir ein interkurrentes Erysipel oder eine postoperative Eiterung wegen der darin liegenden minimalen Verbesserung der Dauerheilungsaussichten etwas weniger unangenehm empfinden, als in anderen Fällen.

b) **Serotherapie und Immunisierungsverfahren.** Den nunmehr zu schildernden Bestrebungen liegt der gemeinsame Gedanke zugrunde, den Körper gegen die Geschwulstbildung zu immunisieren.

Bekanntermaßen verstehen wir unter Immunität die Unempfänglichkeit eines Individuums für eine Infektion; der Organismus kann diese Eigenschaft erwerben durch Überstehen der Krankheit, sei sie nun spontan aufgetreten oder eigens zu diesem Zwecke künstlich hervorgerufen worden (aktive Immunisierung).

Das klassische Beispiel hierfur ist die Schutzpockenimpfung, in ihrer jetzigen Form nur etwas modifiziert dadurch, daß wir nicht die menschlichen Pocken, sondern die Kuhpocken übertragen, da die Erfahrung gezeigt hat, daß auch das Überstehen dieser wesentlich ungefährlicheren Krankheit genugt, um eine ausreichende Immunitat auch gegen die menschlichen Pocken zu verleihen.

Der aktiven Immunitat ist entgegenzustellen die passive Immunität, bei der die Bildung der spezifischen Gegenkörper in einen anderen Organismus, meist einen Tierkörper, verlegt wird. Von dem Blutserum eines Tieres, das mit den bestimmten Infektionserregern vorbehandelt, also aktiv immunisiert ist, wird angenommen, daß es die fertigen Antitoxine enthalt, so daß die Einverleibung dieses Serums dem zu immunisierenden Korper die Wohltaten der fertigen Antitoxine bringt, ohne daß er zu ihrer Bildung in Anspruch genommen wurde. Als Beispiel fur diese Art von Immunisierung kann das Diphtherieserum dienen, das bekanntermaßen von Pferden, die mit Diphtheriebazillen vorbehandelt sind, gewonnen wird.

Jede dieser Immunisierungsarten hat ihre Vorzüge und Nachteile; daß mit beiden große Erfolge erzielt werden konnen, beweisen die Resultate der von uns als Typen angeführten Formen.

Dürfen wir nun — zunächst auf Grund theoretischer Erwägungen — die Möglichkeit einer Immunisierung gegen die Geschwülste überhaupt ernstlich in Erwägung ziehen? Die von uns oben angeführten Beispiele der Immunisierungsbehandlung, sowie die sonst noch bekannt gewordenen erfolgreichen Verfahren dieser Art betreffen fast ausschließlich Infektionskrankheiten, deren Erreger uns entweder bekannt ist oder von uns als sicher vorhanden angenommen werden darf, wenn er — wie bei den Pocken — bisher auch noch nicht aufgefunden wurde. Es handelt sich also um Prozesse, bei denen die Beziehungen zwischen Erreger, Toxinen, Antitoxinen usw. ihre längst bekannte Rolle spielen und u. a. auch die Vorbedingungen und Grundlagen für die Erzeugung einer künstlichen Immunität darstellen. Die Frage nach den Aussichten einer immunisierenden Geschwulstbehandlung deckt sich daher zunächst mit der anderen, ob wir dazu neigen, die Erkrankung an Geschwülsten als eine Infektion, d. h. die Folge der Einführung eines lebenden Erregers, aufzufassen oder nicht.

Über die voneinander abweichenden Anschauungen der Forscher in dieser grundlegenden Frage haben wir bereits oben (S. 11) ausführlich gesprochen. Hier sei nur ergänzend bemerkt, daß natürlich der Anhänger der parasitären Theorie die Möglichkeit einer Immunisierung gegen Geschwülste ohne weiteres zugeben muß, während die Gegner dieser Anschauung von vornherein nicht allzu viel von den in dieser Richtung angestellten Versuchen erwarten werden.

Es muß aber ausdrücklich betont werden, daß auch von letzterem Standpunkt aus ein Gelingen der Immunisierungsbestrebungen nicht unter allen Umständen ausgeschlossen erscheint. Wir wissen heute, daß der Körper gegen alle fremden Stoffe, nicht nur die bakterieller Herkunft, Antikörper zu bilden versteht; so wissen wir, daß es auch gelingt, gegen tierische Gifte, gegen Fermente, ja sogar gegen Organextrakte zu immunisieren. In dieser Beziehung sei nur auf die Grundlagen des Abderhaldenschen Verfahrens erinnert, das ja auf einem derartigen Vorgang basiert. Eine weitere Ermutigung kann darin gesehen werden, daß es ja bereits gelingt, Tiere gegen Impftumoren zu immunisieren. Wir haben zwar auf die besonderen Eigenschaften dieser Immunisierung,

in der keinesfalls ein streng spezifischer Vorgang zu sehen ist, oben
(S. 5) hinweisen müssen, dürfen aber doch daraus die Lehre ziehen,
daß auch der nicht auf dem Boden der parasitären Theorie Stehende
keinesfalls den Immunisierungsversuchen an Geschwülsten von vornherein ganz ablehnend gegenüberstehen darf.

Wenden wir uns nunmehr der Besprechung der einzelnen hierher
gehörigen Behandlungsmethoden zu, so wäre zunächst eines verhältnismäßig primitiven Verfahrens zu gedenken, das Richet und Héricourt
1895 empfohlen haben. Sie gehen dabei in folgender Weise vor: Operativ
gewonnenes Tumormaterial (in der ersten Veröffentlichung ist von einem
Osteosarkom des Beines die Rede) wird zerrieben und etwas Wasser
hinzugefügt. Diese Masse wird filtriert und Tieren (Eseln und Hunden)
subkutan injiziert. Von diesen Tieren wird dann in regelmäßigen Intervallen Blut entnommen, dessen Serum den zu behandelnden Geschwulstkranken eingespritzt wird.

Es handelt sich also dabei um den Versuch einer passiven Immunisierung, analog dem Gedankengang, der Emmerich und Scholl leitete.
Der Unterschied liegt nur darin, daß diese Autoren sich damit begnügten,
den hin und wieder beobachteten Einfluß einer interkurrenten Krankheit
nachzuahmen, während Richet und Héricourt dem Übel selbst zu
Leibe zu gehen versuchten.

Das Verfahren ist von einer Reihe Autoren in gleicher oder ähnlicher
Weise angewandt worden. Nennenswerte Erfolge scheinen damit nicht
erzielt worden zu sein, so daß Richet und Héricourt selbst in einem
Resumé über 50 Fälle über keine Heilungen, sondern nur über stets vorübergehende Besserungen berichten konnten. Es fehlen bei der Behandlung wenigstens lästige Nebenwirkungen, was uns nicht besonders auf-
fallen wird, da es sich doch wohl im Grunde genommen nur um die Einspritzung eines beliebigen artfremden Serums handelt.

Wie man gesehen hat, haben Richet und Héricourt die noch unge-
löste Frage nach dem Geschwulsterreger bei ihrem Verfahren dadurch
auszuschalten gesucht, daß sie einfach Geschwulstbrei verwandten,
von dem sie annehmen zu dürfen glaubten, daß er die unbekannten Erreger
enthalte. Viel zielbewußter konnten natürlich die Forscher vorgehen,
für die der Erreger bereits gefunden war, und es ist nicht nur verständlich,
sondern auch durchaus konsequent, wenn sie der Entdeckung desselben
bald spezifische Immunisierungsversuche zu Heilzwecken bei Geschwulstkranken folgen ließen.

Die Besprechung dieser Versuche führt uns daher auf einige der
Gebilde, in denen man die eifrigst gesuchten Krebserreger gefunden zu
haben glaubte. Daß es keinem derselben gelungen ist, sich in dieser
Stellung zu behaupten und daß auch die, an deren Vorkommen in den
Geschwülsten wir nicht zweifeln können, höchstens akzidentelle Erscheinungen sind, ist bereits oben (S. 11) ausgeführt worden. Ich greife
zwei Gruppen heraus, die nicht nur lange Zeit ernsthaft diskutiert wurden,
sondern auch die Grundlage von Behandlungsmethoden abgegeben
haben. Es sind dies die sog. Blastomyzeten und einige Mikrokokken-
formen, besonders der Mikrokokkus neoformans Doyens.

Roncali und Sanfelice haben 1895 in den verschiedensten malignen Geschwülsten runde, kernlose, mit einer Kapsel versehene Gebilde gefunden, die bald intra- bald extrazellulär gelagert waren. Da sie dieselben als Geschwulsterreger ansahen, gaben sie ihnen den Namen Blastomyzeten. Von den übrigen, dieses Gebiet betreffenden Arbeiten sei nur auf die Leopolds (Dresden) hingewiesen, der diese Gebilde ebenfalls gefunden hat und durch Injektion von Reinkulturen derselben bei Ratten Tumoren hervorrufen konnte. Auch Sanfelice will durch Einimpfung der fraglichen Gebilde echte Geschwülste erzielt haben. Diese Behauptung begegnete zwar, ebenso wie die ganze Entdeckung mannigfachem Widerspruch: die als Protozoen angesprochenen Gebilde wurden als Degenerationsprodukte von Zellen gedeutet; die nach der Einimpfung entstandenen Wucherungen als chronisch entzündliche Bildungen, nicht als echte Tumoren aufgefaßt. Trotzdem fand die Entdeckung doch ihre Gemeinde und gab Veranlassung zur Ausbildung eines Immunisierungsverfahrens mit den vermeintlichen Geschwulsterregern.

Die diesbezüglichen Vorschläge stammen von Wlaeff. Dieser versuchte Kaninchen und Meerschweinchen durch Einspritzung von Blastomyzetenkulturen aktiv zu immunisieren, um dann ihr Serum zur Behandlung menschlicher Tumoren zu benutzen. Die Behauptung des Autors, daß danach Verkleinerung der Tumoren und Verzögerung des Wachstums derselben eintrete, scheint selbst in dieser bescheidenen Form keine Bestätigung gefunden zu haben, so daß das Verfahren bald wieder verlassen wurde.

Etwas mehr Beachtung hat der bekannte französische Chirurg Doyen gefunden, als er vorschlug, seine Entdeckung des Mikrokokkus neoformans in ähnlicher Weise therapeutisch zu verwerten. Es war ihm ziemlich regelmäßig gelungen, in Geschwülsten, auch wenn sie nicht ulzeriert waren, einen Kokkus nachzuweisen, dem er obengenannten Namen gab. Diese Beobachtung ist von anderen nachgeprüft und richtig befunden worden, insbesondere ist es öfters gelungen, den Mikrokokkus aus den Geschwülsten zu züchten. Zu beweisen bleibt indes immer noch, daß dieser Kokkus tatsächlich für die Geschwulstentstehung verantwortlich zu machen ist und nicht nur eine harmlose Schmarotzerform ohne Bedeutung für die Genese der Geschwülste darstellt.

Zur Technik der Doyenschen Behandlungsversuche sei bemerkt, daß sowohl aktive wie passive Immunisierung versucht worden ist. Der Erfinder selbst weiß über manche Erfolge zu berichten, doch sind viele seiner Fälle nicht verwertbar, da andere Methoden, vor allem operative Eingriffe, gleichzeitig Anwendung gefunden haben. In den anderen Publikationen lesen wir wieder von Besserungen, Verkleinerung der Tumoren, zeitlichem Stillstand und den anderen bescheidenen Teilerfolgen, die dem Erfahrenen nur schlecht verhüllen, daß das Verfahren die auf dasselbe gesetzte Hoffnung jedenfalls nicht in vollem Umfange erfüllt hat. Über Heilung wird nur sehr selten in einwandsfreier Form berichtet. Am häufigsten lesen wir überhaupt von vollkommenem Mißerfolg mit der Methode; so ist beispielsweise die von der Société de chirurgie in Paris eingesetzte Kommission zu einem vollständig vernichtenden Urteil gelangt.

Von einem, dem Doyenschen Krebsparasiten ähnlichen, vielleicht sogar mit ihm identischen Kokkus geht O. Schmidt aus, von dessen Präparat Kankroidin, später Antimeristem genannt, in den letzten Jahren sehr viel die Rede war.

Dieser Parasit tritt in zwei Formen auf, die aber nicht verschiedenen Arten, sondern nur verschiedenen Entwicklungsstadien desselben Mikroorganismus entsprechen. Hören wir weiter, daß die eine derselben nur auf einem niederen Pilz, dem Mucor racemosus, zur Entwicklung gelangt, so werden wir verstehen, daß dieser Parasit für alle die etwas Bestechendes hatte, die bei der Geschwulstubertragung und -Entstehung einen Zwischenwirt annehmen zu müssen glauben, um die zweifellos fehlende Kontagiositat selbst der ulzerierten Geschwulste mit der parasitären Theorie zu vereinen.

Die eine dieser beiden Erscheinungsformen ist aus jedem Tumor leicht zu zuchten. Schmidt nennt sie die saprophytische Form und halt sie fur identisch mit dem Micrococcus neoformans Doyens. Die zweite Form ist zwar im Tumor ebenfalls nachweisbar, ihre Zuchtung gelingt indes nicht auf den gewohnlichen Nährboden, dazu muß, wie gesagt, eine niedere Pilzart zur Verfügung gestellt werden. Letztere Form nennt er die parasitische.

Den natürlichen Infektionsmodus stellt sich Schmidt so vor, daß die in der Luft suspendierten Sporen des Pilzes, Mucor racemosus, auf die ulzerierten Geschwulste oder deren Sekrete fallen und hier durch den Krebserreger infiziert werden. In diesem Zwischenwirt macht dann der Mikrokokkus seine Entwicklungsperiode durch, um nach Abschluß derselben wieder ins Freie zu gelangen und durch Wasser und Luft dem tierischen und menschlichen Körper zugeführt zu werden. Trifft er hier auf Zellen oder Zellkomplexe, die aus irgend einem Grunde dafür geeignet sind, so lost er die Geschwulstbildung aus.

Diesen Vorgang sucht nun Schmidt zu Immunisierungszwecken nachzuahmen, indem er den aus den Geschwülsten gezüchteten Kulturen die Sporen des Pilzes Mucor racemosus beifugt. Das sterilisierte Produkt beider stellt das Kankroidin (Antimeristem) dar, mit dem in langsam steigender Dosis, mit $^{1}/_{100}$ mg beginnend, aktive Immunisierung versucht wird.

Über die Wirkung des Antimeristems sind zunächst die Urteile geteilt gewesen. Neben einzelnen Berichten über schöne Erfolge sind sofort zahlreiche Mitteilungen über vollkommenes Versagen der Methode bekannt geworden, die sich außerdem durch ihre große Schmerzhaftigkeit und die monatelange Behandlungsdauer auch nicht gerade besonders empfahl. Mit der Zeit hat sich auch mit zunehmender Sicherheit ergeben, daß nennenswerte Erfolge damit nicht zu erzielen sind, so daß wohl heute das entscheidende Wort über das Antimeristem gesprochen sein dürfte[1]).

Die Resultate all der bisher aufgeführten Immunisierungsverfahren sind demnach verschwindend geringe. Von einer auch nur annähernd spezifischen Wirkung kann jedenfalls in keinem Falle gesprochen werden. Es scheint vielmehr, als ob die bei allen vereinzelt zur Beobachtung kommende Reaktion der Tumoren bei jeder Einverleibung von artfremdem Serum auftreten kann. So sind z. B. Arloing und Courmont bei der

---

[1]) Ob die neuerdings in den Handel gebrachten Präparate, denen die sie herstellende Firma eine bessere Wirksamkeit nachsagt, imstande sind, dieses Urteil zu entkräftigen, bleibt abzuwarten. Gegen die für dieses Mittel betriebene Geschäftsreklame ist übrigens von mehreren Seiten aufs schärfste Protest erhoben worden.

Nachprüfung des Verfahrens von Richet und Héricourt zu dem Resultate gekommen, daß normales Eselserum die Geschwülste noch relativ besser beeinflußte, als wenn das Tier nach den Vorschlägen genannter Autoren vorbehandelt war. Auch Tuffier hat gefunden, daß jedes Serum imstande ist, das Geschwulstwachstum vorübergehend zu hemmen, da es stets eine Leukozytose herbeiführe. Es ist dabei ganz belanglos, ob man Diphtherieserum, Tetanusserum oder irgend ein „Krebsserum" einspritzt. Dauernder Erfolg ist nicht zu gewärtigen; mit der Ausscheidung dieses artfremden Serums schwindet auch die Wirkung; das Wachstum, wenn es überhaupt beeinflußt war, setzt aufs Neue ein.

Auf Grund unserer heutigen Kenntnisse sind wir auch in der Lage, einen Teil der bei diesen Verfahren zur Beobachtung gelangenden, mitunter sehr stürmischen Reaktionserscheinungen allgemeiner Natur als anaphylaktische Vorgänge, d. h. als Ausdruck der künstlich erzeugten Überempfindlichkeit des Organismus gegen die Einverleibung fremder Eiweißkörper zu erklären.

Daß jedes Blutserum, auch das nicht im Sinne einer spezifischen Immunisierung vorbehandelte, die Karzinomzellen zu schädigen vermag, ist bereits in den oben (S. 15) erwähnten Untersuchungen Freund und Kaminers hervorgetreten. Es lag daher nahe, diese Erscheinung nicht nur diagnostischen, sondern auch therapeutischen Zwecken nutzbar zu machen.

Tatsächlich ist in dieser Richtung bereits mehrfach experimentiert worden. So hat Bier versucht, durch Einspritzung von artfremdem Blut die bösartigen Geschwülste zu beeinflussen. Das defibrinierte Blut wurde zuerst vom Lamm, dann vom Schwein gewonnen und meist intratumoral oder subkutan in die Nähe des Tumors injiziert. Teilweise sehr starke Reaktion in Form von Nekrose war die Folge; Heilung gelangte nicht zur Beobachtung.

Auch mit Plazentarblutserum sind therapeutische Versuche angestellt worden, ausgehend von verschiedenen theoretischen Erwägungen. Auch sie blieben ohne Erfolg (Falk). Interessant ist dabei die gefundene Tatsache, daß das Plazentarblut ebenfalls die menschlichen Krebszellen in vitro nicht zu lösen vermag, darin also dem Serum Karzinomatöser gleicht.

Man verspricht sich neuerdings, in Übereinstimmung mit den auch auf anderen Gebieten der Immunitätsforschung gemachten Erfahrungen, bessere Erfolge davon, wenn nicht ein beliebiges Sarkom oder Karzinom zur Herstellung der Immunisierungspräparate benutzt wird, sondern stets eine möglichst gleichartige Geschwulst Verwendung findet: das ideale Verfahren ist zweifellos die Anwendung des von dem Patienten selbst stammenden Tumors. In dieser Weise sind übrigens bereits vor Jahren Leyden und Blumenthal vorgegangen; sie haben einen Teil des Tumors exstirpiert, denselben entsprechend verarbeitet und dann dem gleichen Patienten wieder eingespritzt. In neuerer Zeit ist Delbet ähnlich vorgegangen; auch anderwärts hat dieses Verfahren, für das sich der Name Vakzination einzubürgern scheint, Anhänger gefunden. Selbstverständlich muß Sorge dafür getragen werden, daß die Wucherungsfähigkeit des einzuverleibenden Materials vorher zerstört wird. Daß diese Forderung unerläßlich ist, beweist u. a. ein Fall von Graff und Ranzi, die bei einem ähnlichen Vorgehen nicht nur ein Rezidiv im Operationsgebiet, sondern auch an der Injektionsstelle ein Karzinom sich entwickeln sahen.

Eine derartige Unschädlichmachung des zu verwendenden Materiales stellt keine technische Unmöglichkeit dar. Die meisten Forscher erreichen dieselbe dadurch, daß sie nach dem Vorgange Blumenthals die Geschwulstmassen vorher zur Autolyse bringen. Rovsing ist folgendermaßen vorgegangen: der Tumor wurde exstirpiert, zerkleinert und mit physiologischer Kochsalzlösung versetzt, geschüttelt, 3 Tage auf Eis gestellt und dann filtriert. Das Filtrat wurde sodann 1 Stunde lang auf 56⁰ erhitzt und war danach für die Injektion gebrauchsfertig.

Über die Technik der Behandlung selbst berichtet Lunkenbein Folgendes: Die Injektionen wurden zuerst ausschließlich subkutan vorgenommen; dabei begann er mit 1 ccm, stieg auf 5 ccm, bis nach etwa 10 Tagen 10 ccm erreicht waren; es kann eine weitere Steigerung bis zu 20 ccm erfolgen. Die Injektionen wurden alle 3—4 Tage vorgenommen. Über den Verlauf ist nach den Beobachtungen dieses Autors zu sagen, daß etwa 3 Stunden nach der Injektion sich eine schmerzhafte Reaktion am Tumor und an dessen Metastasen einstellt, die meist tagelang anhält. Außer geringer Temperatursteigerung wurden Allgemeinerscheinungen nicht beobachtet. Zur Vermeidung der Infektionsgefahr sollen nur geschlossene, nicht ulzerierte Tumoren zur Herstellung der Autolysate verwendet werden.

In allerjüngster Zeit ist Lunkenbein als erster dazu übergegangen, die Injektionen intravenös zu geben, wobei seine Erfolge wesentlich besser geworden sein sollen. Er gibt jetzt auch von vornherein wesentlich größere Dosen (25 ccm).

Mit einer ähnlichen Technik wie Lunkenbein haben auch Lewin, Pinkuss und Kloninger u. a. teilweise recht bemerkenswerte Erfolge erzielt. Sehr interessant war eine Mitteilung Stammlers auf dem vorjährigen Chirurgenkongresse, aus der hervorgeht, daß schon die Verwendung kleiner Tumormengen, die auch von einer Metastase stammen können, unter Umständen genügt, um schöne Erfolge zu erzielen: Einem inoperablen Karzinomkranken exstirpierte er eine Drüse, die zu einem Autolysat verarbeitet und dem Kranken injiziert, die Heilung desselben herbeiführte. Bei all diesen Fällen trat hervor, daß die Verwendung des eigenen Tumors, die sog. Autovakzination, die besten Resultate ergibt.

Auf einem ähnlichen Prinzip beruht auch die Verwendung der bei Abdominalkarzinose vorhandenen Aszitesflüssigkeit. Durch subkutane Injektion der durch Bauchpunktion gewonnenen Flüssigkeit haben mehrere Autoren inoperable Tumoren günstig beeinflußt (Hodenpyl, Lewin, Lunkenbein).

Zusammenfassung:

Die Möglichkeit einer künstlichen Immunisierung gegen die Geschwülste kann nicht von vornherein abgelehnt werden.

Die bisher ausgearbeiteten Methoden haben keine nennenswerten Erfolge zu verzeichnen, insbesondere gilt dies von dem Antimeristem sowie den Präparaten Doyens.

Sehr aussichtsreich ist der weitere Ausbau des als Autovakzination bezeichneten Verfahrens.

2. Chemotherapie.

Unter Chemotherapie fassen wir, dem neueren Sprachgebrauche folgend, die rein chemisch wirkenden Mittel zusammen. Aus der großen Zahl derselben sollen hier nur diejenigen eingehender geschildert werden, die auch heute noch eine gewisse Geltung haben.

a) Arsen, Atoxyl, Salvarsan, Arsazetin. In erster Linie ist hier das Arsen zu nennen, das schon vor Jahrhunderten, wohl meist gegen die oberflächlichen Formen der Krebse, angewandt worden ist. Nach Wolff kannten schon die Inder und Ägypter die Wirkung des Arsens nach dieser Richtung hin. Auch die sog. Cosmesche Salbe, die schon in früheren Jahrhunderten sich zu gleichen Zwecken einer großen Beliebtheit erfreute, enthält als wirksames Mittel das Arsen. Es ist überhaupt interessant zu verfolgen, wie von Zeit zu Zeit immer wieder das Arsen in irgend einer Form als Krebsheilmittel auftaucht. So ist es erst vor 2 Jahren in Form der Zellerschen Paste, die aus Arsen und Zinnober besteht, wieder einmal in den Vordergrund des allgemeinen Interesses gerückt worden.

In neuerer Zeit tritt die Arsenbehandlung der Geschwülste zuerst in einer Form auf, die durch Cerny und Trunecek eingeführt, Ende der 90er Jahre reichliche Anwendung gefunden hat. In den gebotenen engen Grenzen erzielt dieselbe auch, um es gleich zu sagen, zweifellos Erfolge.

Die beiden Prager Autoren berichteten zuerst 1897, daß es ihnen gelungen sei, oberflächliche und ulzerierte Karzinome, in der Regel also Hautkankroide, durch Behandlung mit einer Arsensäuremischung zur Heilung zu bringen. Das Rezept lautet:

Acid. arsenic. pulv.   1,0
Alkohol   āā 75,0
Aq. dest.

stellt also eine Mischung von Arsensäure 1:150 dar. Im Laufe der Behandlung erfährt diese Konzentration eine Steigerung bis 1:50.

Das karzinomatöse Ulkus wird mit der Mischung mehrere Male täglich bepinselt und in der Zwischenzeit nach Möglichkeit ohne Verband gelassen. Die Pinselung ist meist von recht heftigen, mehrere Stunden anhaltenden Schmerzen gefolgt. Es bildet sich bald ein Schorf, der aus nekrotischem, mumifiziertem Gewebe bestehend, nicht entfernt, sondern mit der in der Konzentration steigenden Mischung solange bepinselt wird, bis die demarkierende Entzündung ihn von der gesunden Nachbarschaft vollkommen abgelöst hat. Die Behandlung wird fortgesetzt, bis kein Tumorgewebe mehr vorhanden ist, was sich durch das Ausbleiben der Schorfbildung anzeigt, die nur bei dem Krebsgewebe, nicht bei der gesunden Nachbarschaft eintritt. Die nach Entfernung des Tumorgewebes zurückbleibende Wunde soll durch lebhafte Granulationsbildung gute Heilungstendenz zeigen. Die Behandlungsdauer hängt von der Ausdehnung der Tumoren ab und schwankt zwischen 3 und 5 Wochen und mehreren Monaten.

Cerny und Trunecek haben dem Verfahren selbst von vornherein vernünftige Grenzen gesetzt. Es ist ein lokal wirkendes Mittel, das nur bei verhältnismäßig oberflächlichen Prozessen anzuwenden ist. Wirkung etwa auf Metastasen ist nicht zu erwarten.

Von anderen Anwendungsformen des Arsens sei dann die Arsenikpaste erwähnt, die namentlich in Frankreich Anwendung gefunden hat, und deren Wirkungsweise wir uns wohl in ähnlicher Weise erklären dürfen. Auch hier hat es dem Berichte nach nicht an Erfolgen gefehlt. Wenn allerdings einer der Autoren (Fromaget), der ein inoperables Kankroid der Ohrgegend durch 3 monatige Behandlung mit Arsenikpaste zur Vernarbung gebracht hat, auch über das Zurückgehen der vergrößerten supraklavikularen Drüsen berichtet, so hat es sich dabei wohl um entzündlich, nicht karzinomatös veränderte Drüsen gehandelt.

Allerdings scheint das Arsen auch bei innerlicher Darreichung vereinzelte Erfolge erzielt zu haben. Lassar stellte 1893 in der Berliner medizinischen Gesellschaft Hautkarzinome vor, die er durch innerliche und subkutane Anwendung von Arsen geheilt hatte und erwähnt gleichzeitig, daß schon Langenbeck und Esmarch ähnlich vorgegangen sind. 1901, also acht Jahre später, konnte derselbe Autor berichten, daß sämtliche drei damals vorgestellten Patienten bis dahin von einem Rezidiv verschont geblieben sind, und gleichzeitig eine weitere Patientin vorstellen, bei der ein linsengroßes, mikroskopisch festgestelltes Kankroid an der Nase durch alleinige innere Arsenmedikation (1000 Stück pilulae asiaticae, im Ganzen 1 g arsenige Säure enthaltend) vollständig geheilt worden war.

Diese Beobachtungen sprechen für eine gewisse Spezifizität des Arsens gegen die Geschwülste; wenn sie auch in der Praxis wohl eben so vereinzelt sein werden, wie sie es in der Literatur geblieben sind, so legen sie uns doch nahe, hin und wieder das Arsen auch in dieser Form anzuwenden.

Wie bereits eingangs dieses Kapitels erwähnt, wurde man neuerdings wieder einmal auf das Arsen als Krebsheilmittel aufmerksam, als Zeller über die Erfolge seiner Behandlungsmethode bei vorwiegend äußeren Karzinomen berichtete. Zwar handelte es sich dabei eigentlich um eine kombinierte Methode, doch möchte ich im Gegensatz zu Zeller in dem verwendeten Arsen den wesentlichsten Bestandteil des Verfahrens erblicken.

Auf diese Art der Krebsbehandlung möchte ich naher eingehen, da sie in Fach- und Laienkreisen viel Beachtung gefunden hat; ich erinnere nur daran, daß Czerny der Veroffentlichung derselben ein Vorwort mitgegeben hat.

Zeller hat zunachst mehrere inoperable Geschwulstkranke mit innerlicher Darreichung von Kieselsäure behandelt. Auf dieses Mittel war er bei der Durchsicht der älteren Literatur gestoßen, wo er fand, daß Battye 1874 es als Pulver

0,06 mehrmals taglich gegeben hatte. Spater kombinierte er die Kieselsäurebehandlung mit der Anwendung einer Arsen-Quecksilberpaste, der die Aufgabe zufiel, die Hauptgeschwulst schnell zu zerstoren, wahrend die allgemein wirkende Kieselsaure die Reste und eventuelle Metastasen unschädlich machen sollte. Mit dieser Kombinationsbehandlung will er dann sehr gute Erfolge erzielt haben.

Im einzelnen gestaltet sich die Behandlung folgendermaßen: die Paste, der Zeller den Namen Cinnabarsan gegeben hat, wird auf de Krebsgeschwulst und ihre Umgebung dick aufgestrichen; wenn sie getrocknet ist, wird bei kleiner Geschwulst ein Kollodiumüberzug, bei größerer ein Verband gemacht. Diese Prozedur wird je nach der Wirkung alle 8—14 Tage wiederholt. Das Rezept zu dem Pulver, aus dem die Paste hergestellt wird, ist folgendes:

Acid. arsenicos.   2,0
Hydrargyr. sulf. rubr.   6,0
Carb. animal.   2,0

Gleichzeitig wird innerlich Kieselsäure gegeben und zwar in folgender, von Zeller Nakasilizium genannten Form:

Kalii silic.   āā 20,0
Natr. silic.
Sacch. lact.   60,0
Dreimal täglich $^1/_4$ g.

Auch nach erfolgter Heilung soll die Kieselsäure mindestens noch 1 Jahr weitergenommen werden. Zu erwähnen ist, daß die Applikation der Paste oft recht schmerzhaft ist.

Bezüglich der von Zeller selbst mitgeteilten Erfolge dieser Behandlungsmethode ist festzustellen, daß dieselben fast ausschließlich Geschwülste der äußeren Bedeckung betreffen. Gerade die bösartigsten Formen, vor allem die Krebse des Magen-Darmkanales, fehlen dabei so gut wie vollständig. Schon dieser Punkt wird uns dazu führen, bei dieser Kombinationsbehandlung den Hauptanteil am Erfolge der Arsenpaste zuzuschreiben, deren Wirkungsweise uns ja nach dem oben Gehörten nicht weiter überraschen wird. Zeller selbst scheint zwar die Kieselsäure bei seiner Behandlung für sehr wesentlich zu halten, müßte indes den Beweis dafür erst noch liefern; die von ihm anfangs damit behandelten Fälle können jedenfalls nicht dafür verwertet werden. Auch Czerny betont, daß er mit Kieselsäure allein keine Erfolge erzielt hat.

Auch die von anderer Seite mitgeteilten Erfolge mit dem Zellerschen Verfahren gehen nicht wesentlich über das oben Gesagte hinaus. Stets handelt es sich um räumlich beschränkte, an oder wenigstens in der Nähe der Oberfläche gelegene Prozesse, die äußerer Einwirkung leicht zugänglich sind. So konnte z. B. Foerg eine jugendliche Patientin demonstrieren, bei der er ein Kankroid am Gaumen erfolgreich mit der Zellerschen Paste behandelt hat.

Selbst solche Fälle werden wohl noch die Ausnahme bilden, da dem Verfahren jede nennenswerte Tiefen- und Fernwirkung abgeht. Dieses war in kurzem auch das Resultat der von Schwalbe veranlaßten Umfrage bei den Direktoren der chirurgischen Universitätskliniken

Deutschlands, Österreichs und der Schweiz über die Erfahrungen mit der Zellerschen Behandlung.

Ganz ungefährlich scheint außerdem die Methode doch nicht zu sein, wenigstens berichtet Kronheimer über schwere Arsenvergiftungserscheinungen während der Behandlung.

Meine eigenen Erfahrungen über die Zellersche Krebsbehandlungsmethode beschränken sich auf die Anwendung der Paste, da ich von der Verwendung der Kieselsäure meist Abstand genommen habe. Zweifellos gelingt es mit der Paste, räumlich begrenzte Kankroide zur Heilung zu bringen. Allerdings besitzen wir zur Erreichung dieses Zieles heute mehrere Methoden, die in ihrer Anwendung angenehmer und wohl auch bezüglich des Erfolges sicherer sind. Trotzdem kann die Pastenbehandlung angezeigt erscheinen, besonders wo die Möglichkeit, Strahlentherapie anzuwenden, fehlt. Als Palliativmittel habe ich die Paste bei einigen inoperablen ulzerierten Tumoren angewandt. Ich gehe dabei gewöhnlich so vor, daß die Geschwulst zunächst durch mehrmaliges Auflegen der Paste bis zu einer gewissen Tiefe nekrotisiert wird, worauf ich die koagulierten Geschwulstmassen mit dem scharfen Löffel entferne, was ohne Schmerz und ohne nennenswerte Blutung ausgeführt werden kann. Es ist mir auf diese Weise mehrmals gelungen, die stark absondernden und dadurch den Patienten belästigenden Geschwürsflächen in gereinigte, granulierende Wunden umzuwandeln.

Die Erfolge des Arsens bei seiner Anwendung gegen die malignen Geschwülste legten natürlich nahe, es auch in Form der Verbindungen zu᾽versuchen, die bei anderen Krankheiten unbestrittene Erfolge aufzuweisen haben, vor allem also als Atoxyl und Salvarsan.

Das Atoxyl haben Holländer und Pecsi gegen die malignen Geschwülste angewandt. Die Ähnlichkeit der Krebskachexie mit dem durch chronische Infektionskrankheiten, besonders Malaria, bedingten Zustande hatte sie veranlaßt, den Erreger der malignen Geschwülste ebenfalls im Reiche der Protozoen zu vermuten und deshalb auch gegen die Geschwülste die Mittel zu versuchen, die erfahrungsgemäß antiprotozoisch wirken. Hier kamen in Betracht Arsen, Anilin, Chinin. Benutzt wurde Atoxyl, weil es sowohl Arsen wie Anilin enthält. Neben diesem in 10%iger Lösung subkutan gegebenen Mittel (zuerst 0,5, dann etwas steigend) wurde Chinin extra gegeben. Sobald sich Zeichen des Zerfalls der Geschwulst ergaben, sollte durch Kochsalzinfusionen (2 mal wöchentlich 200—300 ccm) die Gefahr der Resorption der Toxine bekämpft werden.

Die therapeutischen Erfolge blieben indessen weit hinter dem zurück, was die Autoren auf Grund ihrer theoretischen Annahme erhofft hatten. Von 21 Fällen starben 15, nur 4 hatten eine Besserung zu verzeichnen.

Neuerdings hat Blumenthal folgende Lösung zur intravenösen Injektion empfohlen: 0,1 g Atoxyl + 0,002—0,004 g Acid. arsenicos.

Auch das Salvarsan hat in den letzten Jahren mehrfach Anwendung gegen die malignen Geschwülste gefunden. So liegt aus dem Heidelberger Krebsinstitut ein Bericht Czernys über 12 damit behandelte Tumoren vor, von denen besonders die Sarkome mitunter günstige

Beeinflussung zeigten. Czerny schlägt deshalb vor, doch das Mittel hin und wieder zu versuchen, namentlich wenn die Wassermannsche Reaktion, wie manchmal zu beobachten, positiv ist. Er hatte bei seinen Fällen der damaligen Methodik entsprechend, nur einmal 0,4—0,6 intratumoral oder subkutan gegeben, glaubt aber, daß mit der Steigerung der Dosis und der neuerdings allgemein geübten intravenösen Darreichung eine Verbesserung der Erfolge möglich wäre. Es liegt außerdem ein Bericht über 2 Fälle von Gehirntumoren vor, die auf Salvarsanbehandlung zerfielen. Allerdings hatte die primäre Reaktion des. Herdes, vermutlich durch Hyperämie und Schwellung das Krankheitsbild in einer bedrohlichen Weise gesteigert, so daß bei dieser Art von Tumoren jedenfalls Vorsicht geboten erscheint.

Mit Arsazetin hat Seeligmann bei einem 24jährigen Mädchen, das an einem Ovarialsarkomrezidiv mit Übergriff auf die Wirbelsäule litt, einen schönen Erfolg erzielt. Im ganzen wurden 7 intravenöse Injektionen von 0,1 Arsazetin in wöchentlichen Intervallen gemacht, allerdings gleichzeitig auch Röntgenbehandlung durchgeführt. Erwähnt sei, daß von anderer Seite auf die Giftigkeit des Arsazetins hingewiesen wird, das den Sehnerv noch mehr gefährde als das Atoxyl (Arning).

Weitere Berichte über günstige Beeinflussung inoperabler Tumoren durch Arsen in Form von Atoxyl, Salvarsan, Arsazetin, kakodylsaurem Natrium liegen vor von Haenisch, Kotzenberg, Quesner; stets hatte gleichzeitig Röntgenbehandlung stattgefunden.

Eine originelle Anwendungsweise des Arsens hat sich Spude ausgedacht. Um die Wirkung desselben auf das Krebsgewebe zu erhöhen, beabsichtigt er, daselbst einen Reizzustand hervorzurufen. Dies will er dadurch erreichen, daß er feinstes magnetisches Pulver (Eisenoxydoxydul) in die Peripherie des Krebses injiziert. Dann läßt er auf dieses Pulver einen Wechselstrommagneten einwirken, der dasselbe in schnellste Vibration versetzen soll. In dem so gereizten hyperämischen Gewebe soll dann das Arsen seine Wirkung erst in vollem Maße entfalten können. Mit dieser „elektromagnetischen Reizarsenbehandlung" hat er bei mehreren Gesichtskrebsen schöne Erfolge erzielt.

Wie aus den vorstehenden Ausführungen hervorgeht, haben fast alle Behandlungsmethoden, bei denen Arsen zur Verwendung kommt, gewisse Erfolge zu verzeichnen. Wir dürfen daraus wohl doch den Schluß ziehen, daß das Arsen auf das Geschwulstgewebe eine gewisse spezifische Wirkung besitzt, die die Erfolge der seit Jahrhunderten in gewissen Intervallen immer wieder zum Vorschein gekommenen Behandlungsmethoden erklärt.

Höchst interessant ist es übrigens, daß dem Arsen auch die gegenteilige Wirkung zugeschrieben wird. Besonders englische Autoren (Hutchinson, Haig, Marsden) haben behauptet, daß der jahrelang fortgesetzte Gebrauch von Arsen das Karzinom direkt verursache. Aus dem letzten Jahre liegt eine ausführliche Publikation von Nutt, Beattie und Pye-Smith vor, die außer einem, selbst beobachteten, 31 Fälle dieser

Art zusammenfaßt. Nach meist jahrelangem Gebrauche von Arsen wegen Psoriasis oder anderen Hautaffektionen hatte sich in diesen Fällen ein Karzinom, gewöhnlich an der äußeren Bedeckung, entwickelt, dessen Entstehung die Autoren auf den vorhergegangenen Arsengebrauch zurückführen.

Beweis oder Widerlegung dieser Behauptung dürfte natürlich der Sachlage nach nicht leicht sein. Ein unbedingter Widerspruch läge hier übrigens nur scheinbar vor, in Wirklichkeit stände diese Tatsache, sofern sie bestätigt würde, im Einklang mit dem von Hüppe aufgestellten biologischen Grundgesetz, wonach „jeder Körper, der in einer bestimmten Konzentration Protoplasma tötet, in einer geringeren dessen Entwicklungsfähigkeit hemmt, während er in noch geringerer Menge, jenseits eines Indifferenzpunktes, als Reiz wirkt und die Lebenseigenschaften erhöht.“ Auch für andere Behandlungsmethoden der Geschwülste, so besonders für die Strahlentherapie, wird ja mit Bestimmtheit behauptet, daß sie, in zu geringer Stärke angewandt, die Geschwülste nicht nur nicht schädige, sondern ihr Wachstum direkt anrege und befördere.

b) Kankroin (Adamkiewicz). Ein chemisch wirkendes Krebsheilmittel ist es auch, das Adamkiewicz empfohlen und bis in unsere Tage gegen alle Einwände verteidigt hat.

Adamkiewicz verficht eine eigenartige parasitäre Theorie der Geschwulste; er sieht namlich den Parasiten nicht in einem noch zu findenden Erreger, sondern in der Krebszelle selbst. Diese ist also nach ihm keine Epithelzelle, sondern ein tierischer Organismus und zwar eine Coccidie.

Jeder Parasit, so folgert er richtig weiter, wird am ehesten durch seine eigenen Stoffwechselprodukte zur Abtotung gebracht. Das Heilmittel gegen den Krebs — wenn man so sagen will, das ideale Kankroin — wird also in der Krebszelle selbst gebildet, ein wässeriger Extrakt des Karzinoms mußte es z. B. enthalten.

Nun aber kommt ein Gedankensprung, den wir nicht mitmachen konnen. Adamkiewicz stellt namlich die Identitat des Krebsgewebes und seines Extraktes mit dem Leichengewebe und dessen Extrakten fest.

Diese Behauptung bildet das theoretische Fundament seiner Methode, denn in einem Leichengift, dem Neurin, glaubt er nun einen dem Kankroin gleichwertigen Stoff gefunden zu haben. Aus diesem Neurin wird dann durch verschiedene chemische Maßnahmen sein Kankroin gewonnen, das in Form von subkutanen Injektionen zur Verwendung kommt.

Für Adamkiewicz ist das Krebsproblem durch seine Methode gelöst, ja es war dies im Grunde genommen schon 1890 der Fall, als er die Tiernatur der Krebszelle feststellte. Andere haben nun allerdings diese Ansicht nicht geteilt. Des öfteren hat er sich beispielsweise gefallen lassen müssen, daß über Fälle, die er selbst als geheilt bezeichnete, von anderen gleichzeitigen Beobachtern (Nothnagel, Eiselsberg) das Gegenteil mitgeteilt werden mußte. Auch diese Verlegenheit weiß Adamkiewicz durch eine höchst originelle Auffassung zu meistern: das Kankroin hat auch in diesen Fällen den Krebs abgetötet, es ist nur die Schuld des Organismus, daß er es nicht fertig bringt, diesen toten Fremdkörper auszustoßen. Die Hebung des Allgemeinbefindens und sonstige Besserung im Zustand der Kranken beweisen auch bei diesen Fällen, daß die toten Massen dem Organismus nicht mehr schädlich sind.

Es erübrigt sich, auf das Gefährliche dieser Auffassung hinzuweisen. Nach wie vor werden wir als Ausdruck der Heilung in erster Linie das anatomische Verschwinden der Geschwulstmassen fordern müssen. Besserungen im Befinden, Veränderungen in der Beschaffenheit und der Wachstumstendenz des Tumors kommen so häufig vor, daß sie nur zu oft schon über die Prognose getäuscht haben, namentlich wenn eine besondere Behandlungsmethode zur Anwendung gekommen ist.

Dabei soll gar nicht bestritten werden, daß Adamkiewicz in einzelnen Fällen Erfolge erzielt hat. Es ist das schon deswegen verständlich, weil sein Mittel chemisch außerordentlich nahe steht einem· anderen, das Werner und Exner, von ganz anderen Voraussetzungen ausgehend, gefunden haben und dem ebenfalls Erfolge nicht abgestritten werden können: ich meine das Cholin, das unten eingehend besprochen werden soll.

c) Antituman (Oestreich). Einer rein pathologisch-anatomischen Reflexion entsprang die Konstruktion eines anderen Krebsmittels, des Antitumans. Oestreich ist es aufgefallen, daß in allen Fällen allgemeiner Karzinose eigentlich nur zwei Gewebe und Organsysteme fast regelmäßig frei von Metastasen bleiben, nämlich der Knorpel und die Arterienwand. Die Festigkeit und Härte derselben konnte nicht der Grund sein, da gerade der Knochen, das härteste Gewebe, das im Körper vorkommt, erfahrungsgemäß besonders häufig an metastatischem Krebs erkrankt. Oestreich nahm deshalb an, daß diese Körperteile einen Stoff enthalten müßten, der der Ansiedelung des Krebses entgegenwirkt und vielleicht deshalb auch therapeutisch gegen den Krebs zu verwenden wäre. Aus verschiedenen Gründen glaubte er schließlich im chondroitinschwefelsauren Natrium, einem Bestandteil sowohl der Arterienwand wie des Knorpelgewebes, diesen Stoff gefunden zu haben. Dies ist das „Antituman" genannte Mittel.

Die unter Oestreichs Leitung vorgenommenen therapeutischen Versuche waren zur Zeit der Veröffentlichung noch nicht ganz eindeutig ausgefallen, auch sonst scheint die Anregung wenig Erfolg gehabt zu haben, wenigstens finde ich in der Literatur nur sehr spärliche Angaben (Mac Feely, Pinkuß, Oser und Pribram).

d) Chinin, Formalin, Chlorzink, Azeton, Resorzin, Pyrogallol, Jodkali, Methylenblau. Im folgenden sollen noch einige Mittel kurz erwähnt werden, die nur vereinzelte, dazu ganz unvollkommene Erfolge gehabt haben, so daß ihre Anwendung auch nie größere Ausdehnung erreicht hat. Als Palliativmittel ist ihnen trotzdem eine gewisse Bedeutung nicht abzusprechen.

Der Verwendung von Chinin wurde bereits einmal (S. 38) gedacht. Es wurde außerdem u. a. auch von Jaboulay empfohlen, der nach innerlicher Verabreichung von 1—2 g pro die oder nach Verwendung als Verbandwasser erhebliche Besserung gesehen haben will. Der Zersetzungsgeruch der Ulzerationen soll danach aufhören, mitunter auch eine Verkleinerung der Geschwulst zu beobachten sein. Auch andere Autoren bestätigen das (Lannois, Mariani, Belbège, Stroné). Von einigen derselben wurde Chinin auch äußerlich auf die Geschwülste aufgetragen, wonach oberflächliche Hautkrebse mitunter zur Heilung gelangt sein sollen.

Mit Formalinlösung haben verschiedene Forscher experimentiert. Meist war das Mittel zunächst nur zur Stillung einer Arrosionsblutung angewandt worden; als danach ausgedehnte Geschwulstnekrose eintrat, setzte man die Behandlung fort und erzielte mitunter, vermutlich bei ganz oberflächlichen Tumoren, Heilungen. (Mitchell, Rajewski, Powell, Moorhead, Howell, Morestin.)

Ähnlich dürfen wir uns wohl auch die Wirkung des Chlorzinks vorstellen, der bei malignen Geschwülsten als Ätzmittel entweder allein oder zur Ergänzung eines operativen Eingriffs angewendet werden kann. So kam er in der Heidelberger chirurgischen Klinik zur Verwendung, auch von gynäkologischer Seite ist dieses Verfahren, besonders nach Ausschabung des nicht radikal operablen Uteruskarzinoms empfohlen worden (Völker, Herff).

Nach letzterem soll der gereinigte Tumorherd mit 50%iger Chlorzinkpaste austamponiert werden, dieser Tampon 4—8 Stunden liegen bleiben. Die Prozedur soll 4—5 Tage wiederholt werden.

Dieses Verfahren ist zweifellos schonender, als die Einspritzung einer entsprechenden Lösung; daß letzteres nicht ungefährlich ist, beweist ein Fall von Roller, in dem 20 Stunden nach der Injektion einer Lösung von einem Eßlöffel Chlorzink auf 1 l Wasser in die Uterushöhle der Tod eintrat; die Sektion zeigte, daß die Chlorzinklösung durch die Tube in die Bauchhöhle gelangt war und dort außer der Zinkvergiftung eine Bauchfellentzündung veranlaßt hatte.

An Stelle des Chlorzinks verwenden andere in ähnlicher Weise Azeton (Gellhorn, 2 Eßlöffel in die Uterushöhle nach deren Auskratzung).

Neben Arsen empfiehlt Unna gegen die Hautkarzinome Resorzin, am besten in Verbindung mit Benzoesäure, einem starken Antiseptikum. Auch Williams will einen Nasenkrebs durch Aufpudern von Resorzin geheilt haben.

Das Pyrogallol in Form des Pyrogallolum oxydatum (Pyraloxin) soll nach v. Stein, innerlich gegeben, bei Krebs bemerkenswerte Erfolge haben.

Jodkali empfiehlt Michailow. Nach einem Reinigungsklystier gibt er 4 g Jodkali + 2 g Natr. bicarbonicum mit 80—100 Wasser als Klysma. Namentlich bei Karzinomen des Intestinaltraktus soll dieses Verfahren sehr brauchbar sein.

Eine „Erstickung der bösartigen Neubildungen" beabsichtigt Chachlow bei seiner Empfehlung des Leukomethylenblaus, da dieses Mittel den Geschwulstzellen den zur Zellteilung nötigen Sauerstoff entziehen soll. Das einfache Methylenblau hat Jacobi zu ähnlichem Zwecke empfohlen (0,1—0,3 täglich).

e) **Metalle (Wassermann, Caspari** und **Neuberg).** Die Einführung der Metalle in die Therapie der Geschwülste ist durch hochinteressante Experimente Wassermanns veranlaßt worden, auf die näher eingegangen werden muß, da durch sie die Chemotherapie der Tumoren mit einem Schlage eine ungeahnte Bereicherung erfahren hat.

Der Ausgangspunkt derselben war die experimentelle Prüfung der Frage, ob das Serum gesunder Menschen die Krebszellen in vitro schneller abtöte, als das Serum der Karzinomatosen, was ja durch die mehrfach erwähnten Versuche von Freund und Kaminer in positivem Sinne entschieden worden ist. Als Indikator für das Lebendbleiben der Krebszellen hatte er dabei zwei Salzen, das Natrium selenicum und telluricum gewählt, da deren Metalle durch lebende Zellen reduziert und ausgefällt werden. Dabei fand sich nun, daß nach 24 Stunden das Metall tatsächlich ausgefällt war, aber nur an den Stellen des verwendeten Gewebsstückchens, die die Krebszellen enthielten. Mikroskopisch fand man das Metall innerhalb der Zelle selbst in der Nähe des Kernes gelegen. Es schien also eine gewisse Avidität zwischen Metall und Tumorzelle zu bestehen.

Als Probe aufs Exempel wurde sodann tumorkranken Tieren eine 1%ige Lösung dieser Mittel intratumoral eingespritzt. Bei einer Reihe von Mäusen wurde daraufhin der Tumor erweicht, es bildete sich eine fluktuierende Zyste, die sich nach außen eröffnete und einen bräunlichen Brei entleerte, woran sich dann die Heilung schloß.

Damit war zunächst nicht allzuviel gewonnen, da Mittel, die bei lokaler Applikation einen Tumor zerstören, bereits mehrfach bekannt sind. Sollte eine weitergehende Wirkung erzielt werden, so mußte das Mittel allgemeiner angreifen; hierzu blieb eigentlich nur die Blutbahn übrig. Da mußte sich dann auch zeigen, ob wirklich die Tumorzelle das Selen oder Tellur anzieht, ob also die angenommene Avidität in erheblichem Maße vorhanden ist.

Hier ergaben sich die ersten Schwierigkeiten zunächst technischer Natur. Es konnte nur die Injektion in die Schwanzvene der Maus in Frage kommen, die nicht gerade leicht auszuführen ist. Als dieses Hindernis überwunden war, zeigte sich ein anderes, weit unangenehmeres, indem sich nämlich die Salze bei der intravenösen Darreichung als so giftig erwiesen, daß nur kleine Mengen vertragen wurden, die nun wieder nicht genügend auf den Tumor wirkten.

Es galt also, das Mittel in irgend einer unschädlichen Form an die Zelle heranzubringen, es mußten nach Wassermanns Ausdrucksweise „Schienen" für dasselbe gefunden werden. Auf der Suche nach einer geeigneten Verbindung wurde eine Unmenge von Präparaten — an 200 — systematisch durchprobiert. Am brauchbarsten erwies sich schließlich das Seleneosin. Das Eosin, eine außerordentlich diffusible Substanz, war der gesuchte Transporteur des Selens zu den Tumorzellen.

Durch intravenöse Einspritzung des Seleneosins gelang es Wassermann, den Mäusekrebs in großen, teilweise lückenlosen Serien zur Heilung zu bringen.

Das Seleneosin ist ein im Wasser leicht lösliches, rotes Pulver. Eine Maus von Durchschnittsgröße und -gewicht (15 g) verträgt bei intravenöser Darreichung davon 1 ccm einer Lösung 1 : 400, also 2,5 mg der reinen Substanz. Erhält sie mehr, so geht sie zugrunde, andererseits darf nicht sehr viel unter diese Menge herabgegangen werden, da sonst die Wirkung auf den Tumor ausbleibt: die heilende Dosis liegt also sehr nahe an der tödlichen.

Die Veränderungen, die bei den Tieren nach der Injektion auftreten, sind außerordentlich gut zu beobachten. Fast unmittelbar nach der Injektion tritt eine starke Rotfärbung des Tieres auf, ein Beweis für die schnelle Diffusibilität des Eosins. Am stärksten ist die Erscheinung an der Schnauze, den Pfoten und am Auge ausgeprägt. Diese Färbung erreicht $1/2$ Stunde nach der Injektion ihren Höhepunkt und nimmt dann langsam ab, um nach 24 Stunden meist ganz verschwunden zu sein. Das Eosin scheint hauptsächlich durch den Darm ausgeschieden zu werden, der Kot ist denn auch mehrere Tage rot, während der Urin, der anfangs ebenfalls Rotfärbung zeigt, meist nach 12 Stunden wieder seine normale Farbe annimmt.

Der Prozeß der Heilung geht folgendermaßen vor sich: zuerst tritt eine deutliche Erweichung des Tumors ein. Obduziert man die Tiere in diesem Stadium, so sieht man den Tumor im Gegensatz zu seiner schwachrot gefärbten Umgebung hochrot tingiert, das Seleneosin hat sich also hier in größter Konzentration angesammelt, ein Ausdruck seiner starken Tumoravidität. Der Tumor selbst ist zerklüftet und besteht aus einzelnen kaum mehr zusammenhängenden Bröckeln. Im nächsten Stadium bietet der Tumor klinisch das Bild einer fluktuierenden Zyste, in der vereinzelte, von ihrer Umgebung vollkommen losgelöste Bröckel schwimmen. Schließlich findet sich an Stelle des Tumors ein leerer Sack, die Flüssigkeit ist resorbiert worden. Nach eingetretener Heilung ist oft nur noch eine Pigmentierung durch Blutaustritt in die Umgebung oder eine Verdickung der Fascie über der Muskulatur wahrzunehmen.

Wie Hansemann feststellen konnte, gehen die Tumorzellen bei diesem Verfahren durch Kernzerfall zugrunde, der Zelldetritus gelangt in die Milz und Leber, wo er vermutlich zerstört wird. Außer an diesen Organen finden sich keinerlei Veränderungen im übrigen Körper, abgesehen von vereinzelt festzustellenden Veränderungen an der Niere. Leukozyteninfiltration fehlt fast vollkommen, auch an den Randpartien der Geschwulst.

Um einen gewöhnlichen Mäusetumor zur Abheilung zu bringen, braucht man 6—8 Injektionen, die zuerst täglich, dann jeden 2. Tag vorgenommen werden. Die erste deutliche Reaktion des Tumors in Form der Erweichung ist meist am 4. Tag festzustellen. Die 7. und 8. Injektion erweist sich wegen unterdessen eingetretener Heilung oft als unnötig, ist außerdem manchmal technisch nicht mehr ausführbar.

Nicht alle Tiere gelangen in das Stadium der vollkommenen Heilung. Ein Teil geht schon nach den ersten Injektionen an der Giftigkeit des Mittels zugrunde, ein anderer Prozentsatz erliegt im Stadium der Verflüssigung infolge der Resorption der giftigen Abbauprodukte. Manche Riesentumoren konnten außerdem nicht zur Heilung gebracht werden, da, wie gesagt, die Zahl der an der Schwanzvene möglichen Injektionen eine beschränkte ist.

Neben zahlreichen Versuchen an Impftumoren hat Wassermann auch zwei Spontantumoren der Maus zur Heilung gebracht; auch bei dem Sarkom der Ratte wurde in gleicher Weise und mit ähnlichen Erfolgen experimentiert, doch bietet hier die Injektion in die Schwanzvene noch größere Schwierigkeiten als bei der Maus.

Die Mitteilungen Wassermanns haben auf die Arbeiten anderer Forscher, die teilweise schon vorher in ähnlicher Weise experimentiert haben, befruchtend gewirkt. Dies gilt besonders für Neuberg und Caspari, deren Untersuchungen sich besonders mit dem Chemismus der Geschwülste beschäftigten.

Dieselben hatten bereits mehrere wichtige Resultate ergeben, die die Grundlage eines neuen therapeutischen Vorgehens bilden sollten. Es war gelungen, nachzuweisen, daß in dem Geschwulstgewebe alle fermentativen Vorgange, besonders die Autolyse, erheblich gesteigert sind. Das Tumorgewebe ist eben ein sehr schnell wachsendes, aber ebenso schnell zerfallendes Gebilde. Außerdem konnte dargetan werden, daß neben dieser quantitativen Steigerung der Autolyse auch qualitative Veranderungen, abnorme fermentative Vorgange im Tumorgewebe stattfinden.

Der leitende Gedanke der therapeutischen Versuche war nun der, diese normalerweise schon gesteigerte Autolyse noch mehr zu steigern, um hierdurch vielleicht Abbau des Tumors zu erzielen.

Zu einer solchen Steigerung der Autolyse boten sich zwei Moglichkeiten. Zunächst war es bekannt, daß das Radium in dieser Richtung wirke. Außerdem aber wußte man durch die Arbeiten Salkowskis, daß die Schwermetalle, besonders die in kolloidaler Form auftretenden Verbindungen derselben, in vitro die Autolyse steigern.

Letztere Tatsache wurde von Caspari und Neuberg benutzt. In mühsamer Arbeit wurde eine ganze Reihe von Verbindungen der Schwermetalle gefunden, die im Tierversuche eine deutliche Affinität zu den Tumorzellen zeigten. Für diese wurde der treffende Ausdruck „tumoraffine Substanzen" gepragt. Solange die Substanzen subkutan angewendet wurden, waren die Erfolge sehr bescheiden, erst als man nach Wassermanns Vorgang zur intravenösen Injektion uberging, änderte sich das Bild mit einem Schlage.

Die von Caspari und Neuberg gefundenen tumoraffinen Substanzen leiten sich ab vom Zinn, Blei, Arsen, Antimon, Vanadium, Quecksilber, Kupfer, Kobalt, Silber, Gold, Platin, Iridium, Ruthenium, Osmium, Palladium, Rhodium; am wirksamsten erwiesen sich Verbindungen von Kupfer, Zinn, Platin, vor allem aber Kobalt und Silber.

Die zur Heilung eines Tumors notwendige Menge ist recht gering; für die einzelnen Verbindungen verschieden, schwankt sie zwischen 0,075—1,0 mg. Leider liegt auch hier die wirksame Dosis sehr nahe an der tödlichen, auch die anderen Erscheinungen, die sich bei Wassermann häufig dem vollen Erfolge in den Weg gestellt hatten, machten sich hier geltend; auch mit den Schwierigkeiten der intravenösen Injektion am Mäuseschwanz hatten Caspari und Neuberg zu kämpfen, wenn ihnen auch hin und wieder 12 Injektionen bei demselben Tier gelungen sind. Die übrigen Beobachtungen klinischer und anatomischer Natur stimmen mit denen Wassermanns fast völlig überein.

Bezüglich der Schnelligkeit der Heilung scheinen manche dieser Präparate dem Wassermannschen Seleneosin noch überlegen. Oft genügte eine einzige Injektion, die außerdem doch noch beträchtlich weniger Substanz enthielt, um in 24 Stunden einen Tumor von beträchtlicher Größe zur Erweichung zu bringen. Abgesehen von Mäusetumoren wurde auch ein Sarkom bei der Ratte geheilt, ebenso zeigte ein Adenokarzinom beim Hunde, übrigens ein Spontantumor, prompte Beeinflussung. Interessant ist, daß gutartige Geschwülste nicht beeinflußt werden, nach der Auffassung der Autoren deswegen, weil autolytische Vorgänge hier keine wesentliche Rolle spielen.

Bemerkenswert ist die Schnelligkeit, mit der die tumoraffinen Stoffe zum Tumor geführt werden, indem die zu demselben führenden Gefäße sich sofort nach der Injektion enorm erweitern und strotzend mit Blut gefüllt werden; im Gegensatz dazu tritt eine starke Kontraktion des ganzen übrigen Gefäßsystems ein. Caspari gibt an, daß man den Eindruck habe, als ob der Tumor wie ein Magnet die tumoraffinen Stoffe aus der Blutbahn ziehe.

Diese auffallende Beeinflussung des Gefäßsystems durch die Metalle ist zur Erklärung der Wirkungsweise derselben auf den Tumor herangezogen worden. Lewin sieht in einer Vergiftung der Kapillaren des Tumors den wesentlichen Faktor in der Wirkung dieser Substanzen. Er hat bei seinen Experimenten besonders Verbindungen gewählt, die erfahrungsgemäß auf die Blutgefäße stark einwirken. Benutzt wurden von ihm mehrere Goldverbindungen, Auronatriumchlorid, kolloidales Gold (Goldsol) und das Merksche Aurumkaliumzyanatum. Schon nach zwei intravenösen Injektionen traten in der Tat mächtige Blutungen in das Tumorgewebe auf, denen sich die übrigen von oben genannten Forschern beobachteten Veränderungen anschlossen. Zu erklären bliebe dann, warum gerade die Wirkung an dem Kapillargebiet des Tumors so ausgesprochen ist, während sie in dem übrigen System ausbleibt. Am nächsten läge wohl das Heranziehen anatomischer Momente.

Zu ähnlichen Resultaten wie Lewin sind auch Walker und Whittingham gelangt.

Die Arbeiten Wassermanns und seiner Nachfolger auf diesem Gebiete werden wohl immer einen Markstein in der Geschichte der Krebsforschung bilden. Zum ersten Male sind eine Reihe von Mitteln gefunden worden, die auf die Tumoren der Mäuse und anderer Tiere eine Wirkung ausüben, die an Elektivität grenzt. Natürlich ist von da bis zur Entdeckung des Allheilmittels des menschlichen Krebses noch ein weiter Weg zu gehen, auf dem viele Schwierigkeiten zu überwinden sein werden. Niemand weiß das besser als die genannten Forscher, die es in keiner Publikation versäumt haben, auf das hinzuweisen, was tatsächlich gewonnen ist und stets vor zu weitgehenden, voreiligen Schlüssen warnten.

Die Schwierigkeiten, die sich der Verwendung der Metalle in der menschlichen Geschwulsttherapie entgegenstellen, liegen einmal darin, daß, wie der Tierversuch zeigt, die wirksame Dosis der meisten dieser Mittel sehr nahe an der tödlichen liegt, und daß außerdem, selbst bei eintretender Heilung, so giftige Abbauprodukte entstehen, daß auch dadurch noch Leben und Gesundheit ernstlich bedroht wird.

Man hat natürlich trotzdem bereits jetzt versucht, die Metalle auch gegen die menschlichen Tumoren anzuwenden. Daß ein solches Vorgehen sehr gefährlich werden kann, beweisen die Erfahrungen, die Delbet mit der Anwendung des Selens gemacht hat: Ein Kranker, dem er 4 g Natriumseleniat intratumoral injizierte, starb 2 Stunden später unter Atemnot, Zyanose und Herzstörungen. Noch bei Anwendung von 1,5 g traten schwere Intoxikationsstörungen ähnlicher Art auf, die indes vorübergingen. Als ungefährlich, aber auch gänzlich wirkungslos haben sich ihm die intravenösen Injektionen von Selenium colloidale (Clin) erwiesen.

Letztere Beobachtung kann ich aus eigener Erfahrung insofern bestätigen, als das von dem bekannten Laboratorium Clin in Paris hergestellte Präparat wenigstens frei von schädlichen Nebenwirkungen ist. Es enthält das Selen in Verbindung mit Vanadium in kolloidaler

Form. Nach dem Vorgange von Werner habe ich einen Teil Selen-Vanadium auf zwei Teile Cholin und 20 Teile physiologischer Kochsalzlösung intravenös gegeben. Ein abschließendes Urteil über die Wirkung kann ich zurzeit noch nicht abgeben, durchgreifenden Erfolg habe ich jedenfalls nicht davon gesehen.

Über ähnliche negative Erfolge mit einem von derselben Firma hergestellten Selenpräparat, Elektroselenium, berichten Jourdan und Philipp. Letzterer sah nach der intravenösen Injektion dieses ebenfalls in kolloidaler Form hergestellten Präparates häufig Schüttelfröste und Krämpfe, die ihm nicht ungefährlich erschienen.

In einer unschädlichen Form behauptet Braunstein das Selen anzuwenden, indem er Selenjodmethylenblau intravenös verabreicht; sein Material umfaßt 20 Krebskranke.

Elektrokobalt hat Klotz in einer Stärke von 5 ccm (evtl. auch etwas mehr) in wöchentlichen Intervallen verwendet.

Die Anwendung des Kollargols hat neuerdings Kausch empfohlen. Die Anregung dazu gewann er durch die oben referierten Versuche von Neuberg und Caspari über tumoraffine Substanzen, da diese Forscher gerade mit Silber recht gute Erfolge gehabt hatten. Auf dem vorjährigen Chirurgenkongreß berichtete Kausch über 11 Fälle von inoperablen Krebsen, die mit großen Kollargoldosen (bis 100 ccm) behandelt worden waren; bei einem Teil derselben waren Röntgenstrahlen gleichzeitig appliziert worden. Geheilt wurde kein Fall, einige vielleicht günstig beeinflußt. Ein Fall starb 3 Tage nach der Injektion von 80 ccm Kollargol; die Niere erwies sich als vollgestopft mit Silber.

Von den übrigen Metallen ist besonders das Kupfer mehrfach praktisch erprobt worden. Von kolloidalem Kupfer sah Weil in 12 Fällen keinen Erfolg. Gaube du Gers glaubt in der Cuprase, einer kolloidalen Kupfer-Eiweißverbindung, eine auf alle Krebsarten elektiv wirkende Substanz gefunden zu haben. Im Gegensatz zu ihm hat Roziès bei 4 inoperablen Karzinomen von der Kupferbehandlung nicht den mindesten Einfluß gesehen.

Strauß wieder will durch lokale Applikation einer Kupferchlorid und Lezithin enthaltenden Salbe von $4{,}5\%$ Kupfergehalt 3 allerdings ganz oberflächliche Hautkarzinome zur Abheilung gebracht haben. Wolze und Pagenstecher haben ein inoperables Mandelsarkom mit Cuprase und Röntgenstrahlen erfolgreich behandelt.

Eine Klärung dieser teilweise sich widersprechenden Beobachtungen und Meinungen bleibt abzuwarten. Einstweilen geht aus ihnen wohl nur hervor, daß keines der bisher vorliegenden Präparate beim Menschen auch nur annähernd die verblüffenden Wirkungen erzielt, wie die Metalle im Tierversuch.

f) Cholin (Werner, Exner). Als Abschluß dieses Kapitels haben wir uns noch mit einem Mittel zu beschäftigen, das durch Werner und Exner in die Therapie der bösartigen Geschwülste eingeführt worden ist, dem Cholin. Da ihm dieselben Wirkungen zugeschrieben werden, wie den verschiedenen Bestrahlungsmethoden, die es „chemisch imitieren" soll, so bildet seine Besprechung für uns gleichzeitig den

Übergang zu dem nächsten Kapitel, in dem wir die physikalischen Behandlungsmethoden, vor allem also die Strahlentherapie kennen lernen werden.

Gelegentlich der experimentellen Untersuchung der Radiumwirkung auf tierische Gewebe hat Werner schon 1904 gefunden, daß Lezithin, welches mit Radium bestrahlt worden war, intrakutan injiziert, genau dieselben Hautveränderungen hervorrief, wie die lokale Applikation der Radiumkapsel selbst. Es schien darin eine Bestätigung der von Schwarz und Schaper ausgesprochenen Ansicht zu liegen, daß das Radium vorwiegend durch Zersetzung des Lezithins wirke. Schon damals sprach Werner den Gedanken aus, daß diese Entdeckung vielleicht noch einmal eine wertvolle Bereicherung unserer Therapie der malignen Geschwülste bilden könne.

Exner konnte die Ergebnisse Werners bestätigen und gleichzeitig nachweisen, daß es auch durch Röntgenbestrahlung gelinge, das Lezithin in dieser Weise zu verändern.

Es galt nunmehr, die Zerfallsprodukte des Lezithins zu untersuchen, um womöglich die wirksame Substanz zu finden. Während Werner bei der Untersuchung der bekannten fabrikmäßig hergestellten Lezithinbestandteile keinen Erfolg hatte, fand Exner in dem Cholin, einem Zersetzungsprodukte des Lezithins, den gesuchten Körper. Damit war die Frage zum vorläufigen Ende gebracht, das Mittel zur „chemischen Imitation der Strahlenwirkung" gefunden.

Es gelang weiterhin, Beweise für die Identität der Cholinwirkung mit der der Strahlen darin zu finden, daß die bekannten Nebenwirkungen der Strahlentherapie (Hodenatrophie, Veränderungen an den lymphatischen Apparaten usw.) auch nach Cholingebrauch nachgewiesen wurden. Auch im Blutbilde konnten Analogien zwischen beiden Behandlungsarten festgestellt werden (Szecsi).

Zur ausgedehnten therapeutischen Verwendung am Menschen konnte das Cholin herangezogen werden, nachdem ein verhältnismäßig unschädliches Präparat gefunden war. Das reine Cholin, Cholinum basicum, hatte erhebliche Giftwirkung, vermutlich infolge teilweisen Überganges in das Neurin, das bekannte Leichengift. Als ein brauchbares Präparat erwies sich dagegen das borsaure Cholin, (Enzytol), das nach Werners Angaben von den Vereinigten chemischen Werken in Charlottenburg hergestellt, zurzeit Verwendung findet.

Das Mittel wird meist in $10^0/_0$iger Lösung subkutan, am Ort der Wahl, also entfernt vom Tumor, injiziert. Nach Werners Vorgang habe auch ich es benutzt, indem ich jedesmal 10 ccm dieser Lösung, also 1 ccm reiner Substanz unter die Rückenhaut einspritzte. Werner schlug vor, in zweitägigen Intervallen zu injizieren und zunächst nicht über 5,0 der Substanz zu gehen. In letzter Zeit habe ich diese Dosis ohne Nachteil etwas überschritten.

Neuerdings ist Werner dazu übergegangen, das Cholin intravenös zu geben und dabei die Dosen nicht unerheblich zu steigern.

Aus meiner eigenen Erfahrung kann ich bestätigen, daß das Mittel, intravenös gegeben, gut vertragen wird. Unmittelbar nach der Injektion, manchmal sogar noch während derselben, beobachte ich häufig folgenden Symptomenkomplex: es stellt sich starkes Tränenträufeln, vermehrter Speichelfluß, wahrscheinlich auch verstärkter Magensaftfluß ein. In einem Fall trat sogar Erbrechen auf. Gleichzeitig ist eine Hyperämie des Gesichtes und ein an Schüttelfrost erinnerndes Zähneklappern zu beobachten. Diese Erscheinungen, die ich mir durch das sympathische Nervensystem vermittelt denke, gingen in jedem Falle rasch vorüber. In geringerem Grade sind sie ja mitunter auch nach intravenöser Darreichung anderer differenter Mittel zu beobachten.

Die subkutanen Cholininjektionen sind häufig von ziemlich starken Schmerzen gefolgt, die mitunter auch etwas länger anhalten. Nach intravenöser Applikation sah ich einmal an der Injektionsstelle eine pfennigstückgroße Hautnekrose, vermutlich verursacht durch etwas neben die Vene geratene Flüssigkeit.

Der Fortschritt, den die chemische Imitation der Strahlenwirkung bringen kann, liegt auf der Hand. Die Wirkung der Strahlen selbst auf das Geschwulstgewebe ist unbestritten, beeinträchtigt wird dieselbe nur dadurch, daß wir die Strahlen meist nur lokal applizieren können, wobei außerdem die geringe Tiefenwirkung derselben sich störend bemerkbar macht. Diese Nachteile verschwinden, sobald wir ein Mittel besitzen, mit dem wir die Strahlenwirkung nach Belieben in die Tiefe, ja von der Blutbahn aus sogar über den ganzen Körper verbreiten können. Weitere Vorzüge scheinen darin zu liegen, daß die im Tierversuch wirksame Dosis weit unter der tödlichen liegt, sowie daß die Rückbildung der Geschwülste sehr langsam erfolgt, so daß Intoxikation durch schnell entstehende giftige Abbauprodukte nicht zu befürchten steht.

Ich will hier nicht verschweigen, daß die Ergebnisse Werners und Exners nicht unangefochten geblieben sind. Die grundlegende Ansicht, daß die Strahlen durch Lezithinzersetzung wirken, darf überhaupt als widerlegt gelten. Trotzdem liegen heute bereits verschiedene Berichte vor, die dem Cholin einen hervorragenden Platz unter den Geschwulstbehandlungsmethoden zuweisen. Zweifellos ist es nicht das Krebsheilmittel, aber es stellt gewiß eine wesentliche Unterstützung jeder anderen Therapie, inbesondere der Strahlentherapie dar.

Das Resümé über die Chemotherapie der Geschwülste weist wesentlich bessere positive Resultate auf, als dies bei den früheren Abschnitten der Fall gewesen ist.

Das Arsen beeinflußt bei lokaler Applikation das Geschwulstgewebe in hervorragender Weise; auch bei allgemeiner Darreichung hat es in vereinzelten Fällen Erfolge erzielt.

Die Metalle ergaben im Tierversuch so glänzende Resultate, daß wir von ihrer Verwendung gegen menschliche Geschwülste Großes erhoffen dürfen; die bisher bekannten Präparate haben diese Erwartungen allerdings noch nicht erfüllt.

Das Cholin (Enzytol) verdient besonders als Unterstützung der Strahlentherapie ausgedehnt verwendet zu werden.

3. Physikalische Methoden.

Den breitesten Raum unter den auf physikalischer Grundlage beruhenden Geschwulstbehandlungsmethoden nimmt die Strahlentherapie ein. Neben den Röntgenstrahlen finden auch die von den sogenannten radioaktiven Körpern ausgesandten Strahlungen dazu Verwendung.

a) Röntgenbehandlung. Die Radiotherapie beruht auf der Eigenschaft der Strahlen, auf verschiedene Gewebe und Organe in verschiedener Weise einzuwirken. So sind z. B. die Keimdrüsen (Hoden, Ovarium) die Milz, die Lymphdrüsen und das Knochenmark sehr empfindlich gegen Röntgenbestrahlung — radiosensibel —, während die normale Haut sich weniger empfindlich zeigt, auf stärkere Bestrahlung aber doch mit einer typischen, in wohl charakterisierten Graden bis zur Verbrennung sich steigernden Entzündung reagiert; andere Organe, besonders die der Stützsubstanz — Knochen, Muskeln und das ganze Bindegewebe — erweisen sich als kaum empfindlich, sehr wenig radiosensibel.

Auch für einzelne pathologische Gewebe läßt sich eine solche Stufenleiter der Radiosensibilität aufstellen. Manche Tumorarten, besonders die aus Lymphdrüsen hervorgegangenen, sowie einzelne Sarkome, sind höchst radiosensibel; andere Tumoren werden weniger beeinflußt, während eine dritte Gruppe, z. B. die gutartigen mit vollkommener Gewebsreife überhaupt keine Reaktion erkennen lassen.

Infolge dieser verschiedenen Radiosensibilität der Gewebe und Organe mußte es bei entsprechendem Vorgehen gelingen, bestimmte Tumoren mit einer Strahlenmenge erfolgreich anzugreifen, die den übrigen Geweben des Körpers keinen Schaden brachten.

Bedingung für den weiteren Ausbau der Röntgenstrahlenbehandlung war nun die Möglichkeit, die Strahlen quantitativ und qualitativ exakt zu dosieren.

Dieses Problem darf nach Überwindung beträchtlicher Schwierigkeiten heute als gelost betrachtet werden. Ohne auf Einzelheiten einzugehen, fuhre ich in folgendem die zurzeit am häufigsten angewandten Dosierungsmethoden an.

Eine derselben ist von Kienbock angegeben; sie beruht auf der Eigenschaft der Rontgenstrahlen, die photographische Platte zu schwarzen und zwar in einem ihrer Starke proportionalem Grade. Verwendet wird Chlorbromsilbergelatinepapier, von dem ein Streifen im schwarzen Kuvert auf der Haut mitbestrahlt und sodann entwickelt wird. Der Streifen wird hierauf bezuglich seiner Farbung mit einer Normalskala verglichen, auf der sich eine ganze Reihe dunkler werdender Felder befinden, die in quantimetrischen Einheiten, x genannt, die betreffende Dosis angeben. Wir sprechen also von einer Rontgenlichtdosis, von 1 x, 5 x usw. 1 x ist z. B. eine kleine Dosis, die man gut taglich geben kann, 8—12 x ist die Starke der sog. Normaldosis einer Vollsitzung.

Von anderen Dosierungsmethoden sei kurz erwahnt die von Holzknecht, der Pastillen aus Kaliumsulfat und einigen anderen Salzen mitbestrahlt und ihre Farbung ahnlich wie Kienbock zugrunde legt. Sabouraud-Noirés Methode beruht auf der zunehmenden Braunfärbung von Baryumplatinzyanur durch Rontgenbestrahlung. Beilaufig sei erwahnt, daß $1 x = \frac{1}{2}$ Holzknecht (H), $10 x = 5 H = 1$ Sabouraud-Noirésche Einheit ist.

Durch diese Methoden wird zunächst in der Regel nur die Röntgenlichtmenge gemessen, die auf die Oberfläche der bestrahlten Körper auffällt. Bei ihrem Durchtritt durch die Gewebe werden aber die Röntgenstrahlen absorbiert und zwar in einer Stärke, die einmal von der Beschaffenheit des betreffenden Gewebes, dann aber auch von der Natur der verwendeten Röntgenstrahlen abhängig ist. Absorption und Penetration stehen in einem umgekehrten Verhältnis zueinander: je mehr Strahlen absorbiert werden, desto weniger durchdringen die Gewebe und umgekehrt.

Daß die Penetration der Röntgenstrahlen von der Beschaffenheit des zu durchdringenden Gewebes abhängt, ist ohne weiteres klar; beruht doch die ganze Röntgenphotographie darauf: nur deswegen kontrastiert im Röntgenbilde der wenig durchlässige, stark absorbierende Knochen gegen die Weichteile usw.

Bezüglich des in der Art der Strahlen liegenden Einflusses müssen wir dagegen etwas weiter ausholen.

Jede Rontgenröhre stellt bekanntermaßen ein Vakuum dar. Ist dieses Vakuum groß, d. h. die Rohre sehr wenig lufthaltig, so nennen wir die Rohre hart, die von ihr hauptsachlich ausgesandten Strahlen harte. Im Gegensatz dazu enthalt die weiche Rohre verhaltnismäßig viel Luft, die von ihr ausgehenden Strahlen nennen wir ebenfalls weiche Strahlen. Die Erfahrung hat nun gezeigt, daß die harten und weichen Strahlen bezuglich ihrer Penetrationskraft verschieden sind: die harten Strahlen werden im Gewebe nur wenig absorbiert, durchdringen den Korper deshalb viel besser, als die schnell absorbierten weichen Strahlen; letztere sind es dann, die wegen ihrer Absorption in den oberflachlichen Schichten dort starke Veranderungen hervorrufen.

Diese Tatsache ist für die Radiotherapie von fundamentalster Bedeutung. Wünschen wir eine oberflächliche Wirkung, und das ist z. B. der Fall bei allen Hauterkrankungen, für unser Gebiet also bei den oberflächlichen Kankroiden, so sind uns die weichen Strahlen mit ihrer Wirkung auf die oberflächlichen Schichten gerade recht. Wollen wir aber in die Tiefe wirken, etwa subkutan oder noch tieferliegende Tumoren treffen, so müssen wir harte Strahlen verwenden.

Nun ist nachzutragen, daß jede Röntgenröhre verschiedene Strahlen aussendet, unter denen nur die eine Art überwiegt. Wir müssen also ein Mittel besitzen, die uns in jedem Falle nicht zusagenden Strahlen auszuschalten. Hierzu dienen die Filter.

Unter Filter verstehen wir eine zwischen Strahlenquelle und zu bestrahlendes Objekt eingeschobene Substanz, die einen Teil der Strahlen absorbieren soll. Man hat z. B. festgestellt, daß eine Aluminiumplatte von 1mm Dicke ebenso viel Strahlen absorbiert wie 1 cm Gewebe. Legen wir auf den Korper ein Aluminiumfilter von etwa 3 mm Dicke, so werden alle weichen Strahlen aufgefangen, so daß allein die penetranten harten Strahlen zur Wirkung gelangen. Es läßt sich sogar nachweisen, daß die Verwendung geeigneter Filter die harten, in der Tiefe wirksamen Strahlen nicht nur ausschließlich, sondern auch in verstärkter Form zur Wirkung bringt; die Penetrationskraft nimmt durch richtige Filtrierung erheblich zu. Ob dabei die in jedem bestrahlten Stoffe entstehenden Sekundärstrahlen eine Rolle spielen, bleibe dahingestellt; jedenfalls mag man daraus ersehen, daß eine richtige Filtermethode außerordentlich wichtig ist und mit den anderen zu beobachtenden Momenten, Bestimmung des Hartegrades der Röhre, der Stärke des verwendeten Stromes, des Abstandes der Stromquelle, der Dauer der Bestrahlung usw. die Radiotherapie zu einer viel komplizierteren Methode macht, als es dem Uneingeweihten im ersten Augenblick erscheinen mag.

In welcher Weise wird nun die Röntgenbehandlung praktisch durchgeführt? Bevor wir eine exakte Dosimetrie besaßen, ging man meist

4*

so vor, daß täglich kleine Dosen gegeben wurden, bis die eintretende Hautreaktion zur Vorsicht mahnte. Da eine solche meist eine gewisse Latenz aufweist, ist das Verfahren nicht ungefährlich, außerdem nimmt es Zeit und Material sehr in Anspruch. Seit wir dosieren können, neigt man mehr dazu, in wenigen oder gar in einer Sitzung die Volldosis zu geben, dann die Reaktion abzuwarten und nach mehreren Wochen eventuell das Verfahren zu wiederholen.

Unter Volldosis haben wir die Lichtmenge zu verstehen, die die normale Hautreaktion, Erythem mit Haarausfall hervorruft. Sie schwankt natürlich etwas, dürfte indes im Durchschnitt bei 10 x liegen. Vergessen dürfen wir niemals die nicht der Bestrahlung zu unterwerfenden Teile durch stark absorbierende Stoffe, sogenannte Blenden, zu schützen, besonders angezeigt ist dies bei Bestrahlungen in der Nähe der Keimdrüsen, deren hohe Radiosensibilität wir oben erwähnt haben.

Die Veränderungen, die die Röntgenstrahlen am Geschwulstgewebe hervorrufen, sind natürlich Gegenstand zahlreicher Untersuchungen gewesen. Da sie sich größtenteils mit den durch die radioaktiven Stoffe gesetzten Veränderungen decken, soll ihre Besprechung gemeinsam bei diesen erfolgen.

Wenden wir uns nunmehr zu den klinischen Erfolgen, die die Radiotherapie bei den malignen Geschwülsten zu erzielen vermag, so haben wir eine große Verschiedenheit für einzelne Geschwulstarten festzustellen: die Art der Geschwulst und nicht die angewandte Technik, deren Bedeutung deswegen nicht unterschätzt werden soll, ist in erster Linie für den Erfolg ausschlaggebend. Glänzend sind häufig die augenblicklichen Erfolge bei allen Tumoren der lymphatischen Organe, Drüsentumoren, Leukämie (wenn es gestattet ist, diese Erkrankung hier mit aufzuführen) Pseudoleukämie. Der Milztumor sowie die übrigen Drüsentumoren verkleinern sich prompt, verschwinden oft ganz, das Allgemeinbefinden hebt sich in glänzender Weise, auch das Blutbild kehrt in vielen Fällen fast zur Norm zurück. Leider ist der traurige Ausgang dieser Erkrankungen stets nur aufzuhalten, allerdings oft für längere Zeit, bis dann schließlich doch der Prozeß seinen unheilvollen Fortgang nimmt.

Die Sarkome zeigen eine außerordentlich verschiedene Radiosensibilität und scheinen auch dadurch zu dokumentieren, daß wir unter diesen Begriffen heute wohl noch eine Reihe verschiedenartiger Prozesse zusammenfassen, die eigentlich zu trennen wären. Manche Sarkome reagieren sehr schön, auch Dauerheilungen scheinen nicht zu fehlen, bei anderen ist der Erfolg geringer, vorübergehender oder bleibt ganz aus. Nach Werner sind besonders die Rund- und Spindelzellensarkome der Röntgenbehandlung zugänglich.

Gleichmäßiger ist die Wirkung bei den Karzinomen. Hier hängt der Erfolg mehr von der Lokalisation des Tumors ab, indem oberflächliche Formen gut zu beeinflussen sind, während tiefergelegene Krebsgeschwülste nicht genügend reagieren. Daß Hautkankroide durch Röntgenstrahlen dauernd geheilt werden können, ist heute eine allgemein anerkannte Tatsache, bei den meisten tiefergelegenen Geschwülsten aber verhindert die relativ geringe Tiefenwirkung der Strahlen den Erfolg in den meisten

Fällen um so mehr, als das Karzinom an sich keine besonders große Radiosensibilität zu besitzen scheint.

Man versteht aus diesen Gründen das Bestreben der Radiotherapeuten, die Strahlenwirkung in die Tiefe zu bringen bzw. dort zu verstärken. Schon die Verwendung harter, möglichst penetrante Strahlen aussendender Röhren entsprang ja bereits dieser Absicht; daß eine zweckmäßige Filteranwendung in ähnlichem Sinne wirkt, haben wir bereits erwähnt. Eine weitere Verstärkungsmöglichkeit bietet das sog. Kreuzfeuerverfahren, wobei das zu behandelnde Organ von verschiedenen Stellen aus konzentrisch bestrahlt wird, die Strahlenwirkung sich also in der Tiefe summiert, ohne daß die Hauptpassage mehr als einmal in Anspruch genommen wird.

In einzelnen Fällen suchte man dem Übel auch dadurch näher zu kommen, daß man durch entsprechende Vorrichtungen die Strahlen in Körperhöhlen einführte, wenn diese den Sitz des Tumors bildeten (Mund, Rachen, Mastdarm, Scheide usw.). Umgekehrt hat man auch versucht, den Tumor selbst an die Oberfläche zu bringen. So wurden des öfteren Magentumoren operativ vorgelagert, um sie der Röntgenwirkung recht unmittelbar und ohne Rücksicht auf die bedeckende Haut zugänglich zu machen.

Dieses Verfahren wurde bereits 1907 durch Beck empfohlen. Auch aus dem Samariterhause in Heidelberg liegen Berichte darüber vor.

Werner hat beispielsweise ein kindskopfgroßes, histologisch festgestelltes Magenkarzinom, ein Rezidiv nach vorausgegangener Resektion, vorgelagert und durch Röntgenbehandlung zum vollständigen Schwund gebracht. Die Heilung konnte längere Zeit hindurch kontrolliert werden. Außerdem hat vor kurzem Finsterer ausführlicher über die Technik dieses Verfahrens berichtet. Nach Werner und Caan wird das Karzinom durch eine mediane Laparotomie freigelegt, sodann mobilisiert und vor die Wunde gezogen. Hierauf wird das parietale Bauchfell mit der Haut vernäht und der Magen durch Silkwormnähte in den so entstandenen Defekt der Bauchwand fixiert.

Da es durch dieses einfache und schonende Vorgehen nicht immer gelingt, den Tumor, besonders wenn er der hinteren Magenwand angehört, genügend frei zu machen, empfiehlt Finsterer ein wesentlich radikaleres Vorgehen.

Nachdem er ebenfalls von einer medianen Laparotomie aus den Befund festgestellt hat, wird zunächst eine Gastroenterostomie möglichst weit nach links, gegen den Fundus zu angelegt. Hierauf werden beide Mm. recti 2—3 Querfinger über Nabelhöhe samt Peritoneum parietale bis zum Rippenbogenrand quer durchtrennt, wodurch ein großer rhombischer Defekt der vorderen Bauchwand resultiert, in dem fast der ganze Magen freiliegt. Beide Leberlappen werden dann an dem Rippenbogen fixiert, damit sie nicht die kleine Kurvatur und das kleine Netz verdecken können. Eine Vernähung des parietalen Bauchfells mit der Haut findet nicht statt, auch wird der Magen nicht besonders an die Bauchwand fixiert, bleibt vielmehr im wesentlichen in situ. Um Adhäsionen zu erzielen, werden Jodoformgazestreifen zwischen Peritoneum parietale und Duodenum, sowie Colon transversum und Milz eingelegt. Dieselben können am 5.—6. Tage entfernt werden. Ein großer steriler Gazestreifen, der zwischen Magen und Leber auf das kleine Netz gelegt wird, soll den Magen mit seiner kleinen Kurvatur möglichst weit nach unten drängen.

Auf diese Weise liegt der ganze Magen samt kleinem Netz und Ligamentum gastrocolicum bloß, was natürlich angesichts der eventuell vorhandenen Drüsen sehr wichtig ist. Nur ein kleiner Teil des Magens mit der Gastroenterostomiestelle liegt intraperitoneal.

Eine Woche nach der Operation kann die Röntgenbehandlung beginnen.

Eine unangenehme Komplikation dieser operativen Vorlagerung des Magens mit folgender Röntgenbestrahlung ist die mitunter eintretende Magenfistel. Auch davon abgesehen, berechtigen die bisher bekannt gewordenen Erfolge durchaus nicht etwa dazu, das Verfahren da anzuwenden, wo eine radikale Resektion möglich ist. Dagegen dürfte es mitunter an Stelle der bisher häufig geübten, einfachen Probelaparotomie bei inoperablen Fällen treten. Natürlich können an Stelle oder neben den Röntgenstrahlen auch die radioaktiven Stoffe gegen den so vorgelagerten Tumor angewandt werden.

Am naheliegendsten war es schließlich, das wirksame Agens, die Röntgenstrahlen selbst, zu verstärken. Soweit diese Frage den Techniker angeht, dürfen wir sie heute als gelöst betrachten. Wir sind in der Lage, ein Vielfaches dessen, was früher an Röntgenlicht erzeugt werden konnte, zu verwenden; durch geeignete, sinnreich konstruierte Apparate, auf die ich hier nicht eingehen kann, ist es sogar möglich, eine allzugroße, die Lebenszeit der Röhre in unrationeller Weise abkürzende Belastung derselben dabei zu vermeiden. Auch das dürfen wir heute als bewiesen annehmen, daß es uns durch diese Verstärkung des Röntgenlichtes häufig gelingt, tiefgelegene Tumoren in einer ungleich stärkeren Weise zu beeinflussen, als dies früher möglich war. Unentschieden aber bleibt die letzte, nicht minder wichtige Frage, ob die dabei zur Verwendung kommenden enormen Dosen die normalen Gewebe und Organe nicht in empfindlicher Weise schädigen.

Diese Röntgentiefentherapie ist in jüngster Zeit besonders von gynäkologischer Seite ausgebaut worden. Anlaß gaben dazu die wachsenden Erfolge der Röntgenbehandlung bei den Myomen sowie den Meno- und Metrorrhagien infolge gestörter Ovarialfunktion. Die Röntgenstrahlen wirken dabei wohl in erster Linie auf das Ovarium, dessen hohe Radiosensibilität wir bereits oben erwähnt haben, wir haben es also gewissermaßen mit einer unblutigen Kastration zu tun. Bei den Myomen dürfte daneben auch noch eine direkte Beeinflussung der Geschwülste selbst stattfinden. Die Resultate der Radiotherapie dieser Erkrankungen sind schon heute so glänzende, daß dieselbe allgemein als Methode der Wahl bezeichnet wird, während das operative Verfahren auf Ausnahmen beschränkt bleibt.

Besonders viel Aufsehen haben die aus der Freiburger Universitäts-Frauenklinik erschienenen 'Publikationen von Kroenig und Gauß gemacht. Da dieselben neuerdings dazu übergegangen sind, diese Röntgentiefentherapie in Verbindung mit der Verwendung von Mesothorium auf die Behandlung der bösartigen Tumoren auszudehnen und selbst operative Fälle damit anzugreifen, müssen wir auf die auch sonst allgemein zur Diskussion stehende „Freiburger Technik" näher eingehen.

Dieses Verfahren besteht in der Anwendung einer harten Strahlung, die durch ein 3 mm dickes Aluminiumfilter noch verstärkt wird. Außerdem findet das Kreuzfeuerverfahren Anwendung, indem zahlreiche Einfallspforten für die Röntgenstrahlen gewählt werden. Durch systematische Einteilung der entsprechenden Körperteile werden bis zu 40 Felder abgegrenzt, die getrennt bestrahlt werden. Eine weitere Eigentümlichkeit besteht darin, daß der Abstand der Röntgenröhre von der Haut verringert wird, die Fokushautdistanz beträgt nur 20 cm.

Bisher unterscheidet sich die „mehrstellige Filternahbestrahlung" der Freiburger Klinik höchstens in der Verwendung so außerordentlich zahlreicher Einfallspforten für die Röntgenstrahlen von den anderwärts geübten Methoden. Der wesentlichste Punkt des Verfahrens aber besteht in der enormen Erhöhung der Röntgenlichtdosis, die zudem noch auf einen wesentlich geringeren Zeitraum konzentriert wird, als es früher und anderwärts üblich war. Erinnern wir uns, daß man früher die Volldosis einer Normalsitzung mit etwa 10 x erreicht hatte, daß auch heute noch die meisten Röntgenologen mit 20—40—100 x auskommen, so erkennen wir, was es bedeutet, wenn Gauß bei seinen Bestrahlungen bis zu mehreren 1000 x geht, die er außerdem in der wesentlich kürzeren Zeit von 6—8 Wochen verabreicht.

Die Berechtigung dieser Intensivbestrahlung ist heute stark umstritten. Daß dieselbe, besonders in Verbindung mit radioaktiven Substanzen tatsächlich Erfolge erzielt, die alles bisher Erreichbare übertreffen, kann nach den Publikationen der namhaftesten Gynäkologen nicht mehr bezweifelt werden (Bumm, Döderlein, Kroenig u. a.). Andererseits dürfen die von den Gegnern der Freiburger Schule — man stellt derselben häufig die „Hamburger Schule" gegenüber, unter deren Vertretern ich nur Albers-Schönberg erwähnen möchte — geäußerten Bedenken gegen die Anwendung dieser großen Mengen von Strahlen nicht ohne weiteres von der Hand gewiesen werden. Tatsächlich liegen bereits Mitteilungen vor, daß nach Applikation großer, selbst filtrierter Röntgenstrahlenmengen nach Monaten schwere Hautulzerationen aufgetreten sind (Iselin, Dieterich); dabei kann primär eine Hautreaktion vollkommen gefehlt haben. Bei diesen Spätschädigungen scheint es sich um ein Novum zu handeln, da man dergleichen früher nach der Anwendung nicht filtrierter, mittelweicher Strahlen nicht gesehen hatte.

Wir werden auf all diese Punkte noch einmal zurückkommen, wenn wir uns mit den radioaktiven Substanzen, die heute meist die zweite Komponente der Intensivbestrahlung bilden, zu beschäftigen haben werden.

Hier soll noch kurz der Bestrebungen gedacht werden, die Organe der Einwirkung der Röntgenstrahlen zugängig zu machen oder das Gegenteil zu erreichen. Wir nennen ersteres sensibilisieren, letzteres desensibilisieren. Beide Methoden kommen natürlich bei der Radiotherapie der Geschwülste gelegentlich in Frage.

Die Empfänglichkeit eines Organs für die Röntgenstrahlen kann gesteigert werden durch Hyperämie: blutreiche Gewebe reagieren besser als blutarme. So hat man beispielsweise versucht, während der Röntgenbestrahlung durch heiße Douchen in die Scheide eine Hyperämie der Genitalorgane herbeizuführen. Auch der Diathermieapparat, den wir unten kennen lernen werden, kann dazu herangezogen werden; Müller (Immenstadt) tritt seit Jahren für eine derartige Kombination der hochfrequenten Ströme mit den Röntgenstrahlen ein. Besonders interessant ist es, daß die Aufpinselung von Eosin ebenfalls die Radiosensibilität steigern soll. Die Diskussion über die Richtigkeit dieser Beobachtung sowie ihre eventuelle Ursache ist noch nicht abgeschlossen.

Die Desensibilisierung kommt natürlich in erster Linie für die Haut in Frage. In dieser Richtung soll die Kompression des Gewebes, vermutlich infolge der dabei entstehenden Anämie wirken. Christen hat dazu ein Instrumentarium konstruiert, das einen gleichmäßigen Druck während der Bestrahlung ermöglicht. In ähnlicher Weise darf man sich wohl auch die Wirkung des Adrenalins vorstellen, das Reicher und Lenz zu gleichen Zwecken empfehlen.

b) Radioaktive Substanzen. Röntgens geniale Entdeckung wurde bald ergänzt durch die Erkenntnis, daß sich in der Natur Substanzen finden, die ohne jede Mitwirkung der Elektrizität, von sich heraus, Strahlen aussenden, die in ihrer Natur und Wirkungsweise den Röntgenstrahlen durchaus ähnlich sind. Es war Becquerel, der diese Eigenschaft zunächst bei den Uransalzen entdeckte; seinen Namen tragen daher die neuen Strahlen zu Recht.

Von diesen strahlenaussendenden, daher radioaktiv genannten Substanzen kennen wir heute drei Gruppen, die des Urans, mit dem wirksamsten und daher bekanntesten Körper, dem von Curie gefundenen Radium, dann die Gruppe des Thoriums und schließlich die des Aktiniums.

Alle diese Körper befinden sich in einem ständigen Zerfall, indem Teilchen der Substanz fortgeschleudert werden, die selbst wieder wohl charakterisierte neue Stoffe darstellen, während der zurückbleibende Rest ebenfalls einen neuen Körper bildet. Das Radium z. B. sendet ständig Teilchen aus, die wir als α-Strahlen unten kennen lernen werden und die nichts anderes sind, als ein mit ungeheurer Geschwindigkeit fortgeschleuderter neuer Stoff, den man schon früher als Helium kannte. Der Rest des Radiumteilchens, dessen eine Komponente als α-Strahl verschwand, ist ebenfalls zu einem neuen Körper, der Radiumemanation geworden. Das Radiumteilchen hat sich also zersetzt in Helium und Radiumemanation.

Letztere zerfällt nun wieder unter Strahlenaussendung, es bleibt ein neuer Körper, das Radium A zurück. Derselbe hat das gleiche Schicksal, und die Entwicklung geht weiter über Radium B, C, D, E, F. Stets entstehen neue Körper mit anderen Eigenschaften; während beispielsweise die Radiumemanation ein Gas ist, haben die nächsten Körper der Gruppe einen festen Aggregatzustand.

Der Zerfall der radioaktiven Substanzen geht mit verschiedener Schnelligkeit vor sich, während beispielsweise die Halbwertsperiode — so nennen wir die Zeit, in der einer dieser Stoffe auf die Hälfte seiner Substanz geschwunden ist — beim Radium etwa 2000 Jahre beträgt, hat die Radiumemanation nur eine solche von 3,8 Tagen, die Thoriumemanation gar nur 53 Sekunden.

Ein der Urangruppe durchaus analoges Verhalten zeigen die Körper der Thorium- und Aktiniumgruppe. Thorium, Mesothorium I und II, Radiothorium,

Thorium X, Thoriumemanation, Thorium A, B, C, D ist die Reihenfolge der Stoffe der Radiumgruppe, die teilweise ebenfalls Strahlen aussenden.

Die radioaktiven Substanzen haben in der Medizin bereits ausgedehnte Anwendung gefunden. Ich erinnere nur an den Gebrauch der Radiumemanation bei der Gicht, den verschiedensten Gelenkerkrankungen usw. Durch Einatmung in sog. Emanatorien, durch Bäder, Trinkkuren und die verschiedenen äußeren Applikationen sind bei den genannten und einigen anderen Krankheiten bemerkenswerte Erfolge erzielt worden.

Ihre Verwendung bei der Behandlung der malignen Geschwülste verdanken die radioaktiven Substanzen in erster Linie den Strahlen, die sie ständig aussenden, und von denen wir bereits eine Gruppe, die α-Strahlen, kennen gelernt haben. Es bleibt hinzuzufügen, daß die Substanzen außerdem noch andere Strahlen, die wir als β- und γ-Strahlen bezeichnen, produzieren. Jede dieser drei Gruppen besitzt ihre besonderen Eigenschaften, die wir kurz skizzieren müssen.

Die α-Strahlen machen beim Radium quantitativ die größte Menge aus, mindestens $^9/_{10}$ der ganzen Strahlung. Wie oben erwähnt, haben wir in ihnen höchst wahrscheinlich die Atome eines neuen Elementes, des Heliums vor uns. Sie sind sehr leicht absorbierbar, das dünnste Filter, z. B. einige Lagen Papier, genügen schon, den größten Teil derselben aufzufangen. Ihre Penetrationskraft ist infolgedessen sehr gering. In der gewöhnlichen Applikationsweise, wobei der radioaktive Stoff in eine Kapsel oder in ein Röhrchen eingeschlossen ist, kommen die α-Strahlen infolgedessen überhaupt nicht zur Wirkung.

Wesentlich durchdringender sind die β-Strahlen, die wir als identisch mit den beim Röntgenverfahren entstehenden Kathodenstrahlen auffassen müssen. Immerhin genügt auch hier ein Aluminiumplättchen von 5 mm Dicke, um sie zur Hälfte zu absorbieren. Übrigens besitzen nicht alle β-Strahlen die gleiche Penetrationskraft, wir haben zwischen weichen, den α-Strahlen sich nähernden, und harten, durch ihre Penetrationskraft den Übergang zu den γ-Strahlen bildenden zu unterscheiden.

Die γ-Strahlen besitzen eine ganz enorme Durchdringungskraft, so daß sie selbst durch Metallplatten von mehreren Zentimetern Dicke nicht völlig aufgehalten werden. Sie gleichen in ihrem Wesen den Röntgenstrahlen, die sie indessen an Penetrationskraft ganz wesentlich übertreffen.

Um diese verschiedenartigen Strahlen je nach Bedarf getrennt zu verwenden, bedienen wir uns auch hier der Filter.

Bedingung für die therapeutische Verwendung ist es natürlich auch hier, die Strahlen messen zu können. Benützt wird dabei die Eigenschaft der Becquerelstrahlen, Gase zu ionisieren, d. h. elektrisch leitend zu machen. Ohne auf die recht komplizierten Methoden selbst einzugehen, erwähne ich nur, daß die in Deutschland allgemein gebräuchliche Einheit die Macheeinheit ist, die mit 1000 multiplizierte Zahl der elektrostatischen Einheit. (M. E. und E. S.)

Die Wirkung der Strahlen auf das lebende Gewebe ist natürlich von verschiedenen Seiten eingehend untersucht worden. Wie ich bereits oben erwähnt habe, stimmen in dieser Beziehung die Röntgenstrahlen mit den von den radioaktiven Körpern ausgesandten Strahlungen im wesentlichen durchaus überein.

Die Veränderungen, die an normalen Geweben und Organen hervorgerufen werden, will ich hier im einzelnen nicht beschreiben; ich verweise in dieser Beziehung besonders auf die Arbeiten Wickhams, Hertwigs u. a. Der letztgenannte Autor hat besonders den Einfluß der Strahlen auf die embryonalen Entwicklungsprozesse studiert und dabei stets bemerkenswerte Resultate im Sinne einer Hemmung der Entwicklung, Entstehung von Mißbildungen usw. erhalten. Schon die Bestrahlung männlicher und weiblicher Keimzellen vor der Befruchtung führte zu solchen Störungen.

Näher eingehen muß ich dagegen auf die Veränderungen, die das Tumorgewebe durch die Bestrahlung erleidet. Ich möchte vorausschicken, daß noch keine vollkommene Einigung darüber erzielt ist, wie die zu beobachtenden Vorgänge aufzufassen sind; ich beschränke mich daher im wesentlichen auf die Schilderungen der festgestellten morphologischen Veränderungen.

Ich zitiere zunächst Exner, der subkutan gelegene kleine Mammakarzinomrezidivknötchen mit Radium bestrahlt und nach entsprechender Zeit mikroskopisch untersucht hat.

Etwa eine Woche nach der $^1/_2$stündigen Bestrahlung eines solchen Knötchens finden sich nekrotische Herde in der Epidermis, sowie zahlreiche kleine Blutungen in der Kutis. Blutungen sind außerdem in dem Karzinomknoten selbst zu sehen, in dem im ubrigen die einzelnen Zellverbände nicht mehr nahe beieinander liegen, sondern durch ein kernreiches Bindegewebe getrennt werden. An den Karzinomzellen selbst sind zunächst Strukturveränderungen nicht nachzuweisen.

Zwei Wochen nach der Bestrahlung sind die Veränderungen in der Haut im wesentlichen dieselben, viel deutlicher prägen sich dagegen die Veränderungen in dem Krebsknoten aus. Derselbe ist in zahlreiche, aus wenigen Zellen bestehende Inseln zersprengt. Die Krebszellen selbst zeigen eine ausgesprochene Vakuolenbildung.

Nach drei Wochen finden sich nur noch spärliche Zellnester aus 3—6 vakuolisierten Krebszellen bestehend, umgeben von reichlichem, kernreichem, neugebildetem Bindegewebe. Am Rande der nekrotischen Epidermis beginnt jetzt die Neubildung der Epithelzellen.

Nach fünf Wochen sind die noch ubrigbleibenden spärlichen Karzinomzellen als solche kaum mehr zu erkennen, ihre Kerne sind gequollen und unscharf konturiert.

Nach sieben Wochen sind Krebszellen nicht mehr nachzuweisen. Das kernreiche Bindegewebe weist noch zahlreiche Kapillaren auf, wird aber bereits derber und bereitet sichtlich seine Umwandlung in Narbengewebe vor. Die Regeneration der Epidermis ist annahernd abgeschlossen.

Es liegen also im wesentlichen zwei Veränderungen vor: Neubildung von Bindegewebe und Absterben der Karzinomzellen. Welchem der beiden Faktoren der Hauptanteil zuzuschreiben ist, ist strittig. Der Neubildungsprozeß des Bindegewebes fällt jedenfalls hier mehr ins Auge und tritt auch zeitlich früher auf.

Andere Untersucher gelangen dagegen zu Ergebnissen, die es nahelegen, in der Beeinflussung der Geschwulstzellen selbst das Primäre und Wesentliche der Strahlenwirkung zu sehen. Da dabei gleichzeitig die feineren Veränderungen der Geschwulstzellen selbst geschildert werden, will ich einige dieser Befunde kurz wiedergeben.

Wickham machte nach der Bestrahlung eines ulzerierten Kankroides am Kinn folgende Beobachtung:

Nach einer Latenzzeit von 15 Tagen ist zu konstatieren, daß die Krebszellen ihr Volumen verdoppelt und verdreifacht haben. Ihr Kern ist dabei monstros, vielgelappt, knospentreibend; die Nukleolen sind hypertrophisch, das Chromatin zerstreut oder verdichtet. Viele Elemente verhornen isoliert, hypertrophieren beträchtlich, bewahren aber bisweilen dabei ihren Kern. (Atypische Verhornung.) Das Stroma enthält reichliche Lymph- und Bindegewebselemente, unter diesen junge Fibroblasten. Polynukleäre Zellen sind in großer Anzahl ausgewandert.

Am 25. Tage sind fast sämtliche Geschwulstknoten in verhornte Haufen umgewandelt; diese Hornhaufen sind brüchig und werden durch Gefäßbindegewebsknospen durchwachsen, die vom Stroma ausgehen und aus jungen Fibroblasten, Zellen von lymphatischem Typus, Plasmazellen und zahlreichen polynukleären Leukozyten bestehen.

Kurz zusammengefaßt erfahren also hier die Geschwulstzellen nach einer Phase der Latenz eine außerordentliche Hypertrophie ihrer Elemente und gehen nach einer monströsen Hornreifung zugrunde. Die von den Elementen des Stromas angegriffenen Hornballen verschwinden durch Phagozytose, und die Vernarbung erfolgt durch das Stroma des Tumors.

Durchaus analog fand Wickham die Veränderungen an einem Drüsenkrebs (Mammakarzinom).

Auch hier fand sich nach 15 Tagen an Stelle der voluminösen, kompakten und von einem zellarmen Bindegewebsstroma begrenzten Geschwulstlappen eine kleine Anzahl von Krebszelleninseln, die in ein hypertrophisches und an Zellelementen äußerst reiches Bindegewebsstroma eingebettet waren. Auch hier zeigten die Geschwulstzellen eine oft kolossale Hypertrophie, hatten unregelmäßige, monströse und knospenreiche Kerne. Mitunter war die chromatische Substanz im Zellprotoplasma verstreut. Manche Zellen hatten ihre Kerne überhaupt verloren und stellten nur eine Membranhülle dar, die ein Netz von Vakuolen enthielt (Cytolyse).

Der Rückbildungsprozeß der Bindegewebstumoren (Sarkome) unterscheidet sich von den geschilderten Veränderungen nach Wickham nur durch die wesentlich kürzere Latenzperiode.

Ähnliche Bilder fanden auch Händly, Wanner und Teutschländer, sowie Aschoff. Letzterer weist noch ganz besonders auf eine interessante Erscheinung hin, die auch Wickham schon andeutet: der Tumor erleidet eine Metaplasie im Sinne einer größeren Neigung zur Ausreifung und somit eines geringeren Grades von Bösartigkeit. Aus weichen, nicht verhornenden Karzinomen werden unter dem Einfluß der Bestrahlung typische verhornende Plattenepithelkrebse, das Adenokarzinom geht in einen Schleimkrebs über und dergleichen.

Alle Untersucher mußten feststellen, daß die geschilderten Veränderungen mit zunehmender Tiefe geringer werden und schließlich von einer gewissen Tiefe ab nicht mehr nachweisbar sind. Häufig bietet das Gewebe folgende drei Schichten dar:

An der Oberfläche findet sich eine Zone nekrotischen Gewebes, unter dieser eine Schicht von Granulationsgewebe, in der die Karzinomzellen entweder fehlen oder nur noch spärlich vorhanden sind und dann die geschilderten Zeichen des bevorstehenden Unterganges aufweisen; in der tiefsten Schicht aber und an der Peripherie finden sich noch vollkommen gut erhaltene Geschwulstzellen. Vermißt wird stets eine Einwirkung auf fernerliegende Tumoren, auf Metastasen.

Zusammenfassend ist also zu sagen, daß die strahlende Energie imstande ist, die Geschwulstzellen zu vernichten, wobei wir die Frage offen lassen können, ob dies durch eine direkte Einwirkung der Strahlen auf die Geschwulstzellen selbst oder auf dem Umwege über eine Aktivierung des Bindegewebes geschieht. Diese Beeinflussung der Geschwülste ist zweifellos eine elektive, d. h. sie tritt an den meisten Geschwülsten — und gerade bei den bösartigsten am stärksten — in höherem Grade ein, als an den normalen Geweben und Organen des Körpers. Vollkommen unempfänglich sind aber auch letztere nicht: das werden wir zu unserem Schaden sofort gewahr, wenn wir die Intensität der Bestrahlung über ein gewisses Maß hinaus steigern.

Die radioaktiven Substanzen besitzen gegen die Röntgenstrahlen den Vorzug der bequemeren Applikation. Namentlich bei Tumoren, die an der Oberfläche sitzen oder bis zu dieser vorgedrungen sind, kann das Präparat sehr leicht an die Geschwulst herangebracht werden; in anderen Fällen können wir es infolge seiner Kleinheit sehr bequem in eine Wunde oder in Körperhöhlen einführen und dort längere Zeit liegen lassen. Neben diesen äußeren Vorzügen kommt auch noch der Gehalt an γ-Strahlen hinzu, die, wie oben erwähnt, die Penetrationskraft der härtesten Röntgenstrahlen noch um ein Vielfaches übertreffen. Gerade diese ultrapenetrierenden Strahlen spielen aber, wie wir unten sehen werden, zurzeit bei der Geschwulstbehandlung eine hervorragende Rolle.

Das Radium wird gewöhnlich in Form eines seiner Salze, meist des Radiumbromids verwendet. Das Präparat ist dabei in der Regel in eine Metallkapsel eingeschlossen, die auf der einen Seite nur ein Glimmerplättchen als Abschluß trägt. Mit dieser Seite wird die Kapsel auf die zu behandelnde Stelle aufgesetzt und in entsprechender Weise fixiert. Eventuell wird zwischen Kapsel und Haut ein Filter eingeschaltet. Natürlich kann das Radium auch in anderer Form als plattenförmiges Instrument zur Behandlung größerer Oberflächen oder in Röhrchen eingeschlossen, verwendet werden. Letzteres ist die für die Einführung in Hohlorgane (Ösophagus, Scheide, Mastdarm) geeignetste Form.

Die Applikationsdauer beträgt eine halbe bis mehrere Stunden. Wir werden unten hören, daß neuerdings dieselbe sogar auf mehrere Tage ausgedehnt worden ist.

Es scheint sich einzubürgern, die Dauer der Bestrahlung und die Stärke der verwendeten Substanz in folgender Weise auszudrücken; man spricht von 100 Milligrammstunden, wenn 10 mg 10 Stunden eingewirkt haben. Nach verschieden langer Latenzzeit läßt eine je nach dem verwendeten Filter verschieden starke Hautreaktion die Ausdehnung der Bestrahlung erkennen.

Vorsicht geboten ist bei Bestrahlung in der Nähe des Auges. Chalupecky konnte experimentell bei Kaninchen durch Applikation radioaktiver Substanzen (10 mg Mesothorium) aufs Augenlid schwere Konjunktivitis, Haarausfall und Hornhautulzera hervorrufen.

Ähnlich wie das Radium läßt sich auch eine vor kurzem von Hahn entdeckte, radioaktive Substanz, das Mesothorium anwenden.

Wie oben nachzulesen, ist dasselbe das erste Umwandlungsprodukt des Thoriums. Es wird aus dem in Brasilien vorkommenden Monazitsand gewonnen und zwar entsteht es als Nebenprodukt bei der Fabrikation der Glühstrümpfe. Es wird auch zurzeit hauptsachlich von der Deutschen Gas-Gluhlicht-Aktiengesellschaft in Berlin (Auergesellschaft) hergestellt und ist von dort zu beziehen. Das kaufliche Praparat enthält stets auch 25% Radium und sendet deshalb auch α-Strahlen aus, während dem reinen Mesothorium eigentlich nur β- und γ-Strahlen zukommen.

Das Mesothorium hat eine wesentlich kurzere Lebensdauer als das Radium. In der ersten Zeit nimmt seine Stärke allerdings noch standig zu, so daß sein Optimum, das die Anfangsstarke um 50% ubertrifft, erst nach 3,2 Jahren erreicht wird. Nach 10 Jahren ist die Aktivitat immer noch etwas starker als zur Zeit der Herstellung, dann aber nimmt sie standig ab, ist nach 20 Jahren noch etwa halb so stark, bis schließlich nur noch die Wirkung des in 25% Starke in ihm enthaltenen Radiums ubrig bleibt.

Die Strahlen des Mesothoriums unterscheiden sich in einigen Punkten von denen des Radiums, so namentlich hinsichtlich der β-Strahlung, trotzdem sind beide Präparate bezüglich ihrer Wirkung ungefähr gleichwertig. Zur allgemeineren Anwendung ist das Mesothorium deswegen geeigneter, weil es doch noch etwas billiger ist als das Radium; 1 mg Mesothorium kostet nur (!) 300 Mk. gegen 500 Mk. für das mg Radium. Der Ausdruck „1 mg Mesothorium" ist übrigens nicht wörtlich zu nehmen, wir verstehen darunter in Wirklichkeit diejenige Menge Mesothorium, die die gleiche Aktivität wie 1 mg Radiumbromid besitzt.

In jüngster Zeit berichtet Schüller über Experimente mit einem Präparat, dem künstlich radioaktive Eigenschaften beigebracht werden können. Es wird Rademanit genannt und besteht aus einem Kohlenpulver, das durch Anreicherung mit Emanation eine bedeutende Strahlungsfähigkeit gewonnen hat. Kohle soll besonders geeignet sein, die Strahlen in sich aufzunehmen und festzuhalten; es gelingt auf diese Weise, die Strahlen in besonders hohem Grade zu konzentrieren. In 10 g dieses Pulvers soll man soviel strahlende Energie ansammeln können, als 150 mg entspricht. Das Pulver wird in Behälter aus Silber usw. verlötet und kann verwendet werden, während das Radium selbst gar nicht aus der Hand gegeben zu werden braucht. Weitere Mitteilungen über dieses Präparat, dessen Herstellung noch geheimgehalten wird, müssen abgewartet werden.

Die Resultate der radioaktiven Substanzen in der Geschwulstbehandlung entsprachen bis vor kurzem ungefähr den mit Röntgenstrahlen erzielten Erfolgen. Es gelingt auch hiermit sehr gut, oberflächliche Krebse zur Heilung zu bringen, soweit Metastasenbildung und infiltrierendes Wachstum fehlt. Am deutlichsten läßt sich der Erfolg an kleinen Hautknötchen demonstrieren, wie sie etwa nach Mammakarzinom oder als Metastasen eines Hautsarkoms nicht selten zur Beobachtung gelangen. Hier gelingt es oft, durch eine Sitzung von etwa 1 Stunde das Knötchen so zu verändern, daß innerhalb von 3—6 Wochen seine völlige Rückbildung erfolgt (siehe oben Seite 58). Dabei genügen verhältnismäßig schwache Präparate durchaus. Ich habe die geschilderten

Veränderungen beispielsweise mit der mir zur Verfügung stehenden, nur 17 mg Mesothorium enthaltenden Kapsel regelmäßig erzielen können. Auch für Kankroide genügt diese Stärke bei nicht zu großer Ausdehnung und oberflächlichem Sitz eben noch. Auch etwas größere Tumoren, vielleicht bis zur Haselnußgröße, können selbst bei subkutanem Sitze durch wiederholte Applikation beseitigt werden.

Auch hierbei machen wir, wie oben erwähnt, zweckmäßig von Filtern Gebrauch. Bei oberflächlichen Kankroiden wird die Kapsel, nur in einen Gummikondom eingehüllt, aufgesetzt, bei subkutan gelegenen Tumoren kommen stärkere Filter aus Aluminium, Silber oder Blei zur Verwendung.

Ich möchte hier dem Einwand begegnen, daß diese beschränkten Erfolge keinerlei praktische Bedeutung besitzen, da solche umschriebenen und oberflächlichen Prozesse meist auch sehr leicht operativ zu entfernen sind. Abgesehen von der Messerscheu vieler Patienten, sowie von anderen, eine Operation verbietenden oder erschwerenden Umständen, ist darauf hinzuweisen, daß gerade unter den erwähnten Kankroiden sehr häufig Formen vorkommen, die zwar leicht im Gesunden zu entfernen sind, wobei aber der entstandene Defekt große plastische Operationen nötig macht, die fast nie ein kosmetisch durchaus befriedigendes Resultat ergeben. Ich erinnere nur an die jedem Chirurgen wohlbekannten kleinen Kankroide am Nasenflügel, am Augenwinkel usw. Bei diesen Formen hat wohl schon heute die Radiotherapie und noch mehr die Radiumtherapie das Messer des Chirurgen völlig in den Hintergrund gedrängt.

Weitergehende Erfolge, Beeinflussung tief gelegener oder in die Tiefe reichender Tumoren scheiterten bisher meist an der relativ geringen Tiefenwirkung auch dieser radioaktiven Substanzen.

Wir begegnen infolgedessen auch hier wieder mancherlei Bestrebungen, die Tiefenwirkung zu steigern. Das oben erwähnte Kreuzfeuerverfahren läßt sich natürlich auch hier verwerten, aus naheliegenden Gründen sogar viel besser als bei der Röntgenröhre. Man hat auch versucht, die strahlenden Substanzen, in Tuben und Röhrchen eingeschlossen, in den Tumor selbst einzuführen und dort für längere Zeit zu belassen. Fügt man dann noch Bestrahlung von oben dazu, so ist ebenfalls eine Art von Kreuzfeuer eröffnet.

Wie oben erwähnt, haben wir hier besonders Krönig und Gauß weitere Fortschritte zu verdanken. Durch Übertragung der Grundsätze ihrer Röntgentiefentherapie auf die Anwendung der radioaktiven Substanzen scheint es ihnen in der Tat gelungen zu sein, die Tiefenwirkung derselben in ganz erheblichem Maße zu steigern.

Das Wesentlichste ihres Verfahrens besteht darin, daß sie nur mit den ultrapenetrierenden Strahlen, fast ausschließlich also mit den γ-Strahlen arbeiten. Sie erreichen dies durch Verwendung sehr starker Filter (2—3 mm Blei, seltener 0,5 mm Platin oder 1 mm Gold). Die Wirkung der α-Strahlen und fast aller β-Strahlen wird dadurch vollkommen ausgeschaltet.

Die mehrfach erwähnte enorme Durchdringungskraft der γ-Strahlen macht es sicher, daß dieselben tatsächlich in den Tumor gelangen. Zwei-

felhaft bleibt nur, ob dieselben angesichts ihrer geringen Absorptions-
fähigkeit den Tumor tatsächlich in entsprechender Weise beeinflussen.
Früher und auch jetzt noch ist dies bestritten worden, Krönig und
Gauß dagegen nehmen es auf Grund ihrer Experimente an, sofern nur
genügende Mengen von γ-Strahlen in den Tumor geschickt werden.

Da die γ-Strahlen einen sehr geringen Teil der ganzen Strahlung,
etwa $1\,^0/_0$ derselben, ausmachen, ist es notwendig, die Menge ganz außerordentlich zu steigern. Gefordert wird deshalb die Verwendung von
mehreren 100 bis 800 mg. Außerdem wird die Applikationsdauer ganz
außerordentlich erhöht; manchmal wurde das Präparat bis zu acht Tagen
in der Vagina liegen gelassen.

Mit ihrer Kombinationsbehandlung — Röntgentiefentherapie und
intensiver Mesothoriumanwendung — haben Krönig und Gauß außerordentlich günstige Resultate erzielt. Ich gebe im folgenden einen
kurzen Auszug aus der Zusammenstellung ihres Materials.

Im ganzen wurden 46 Falle ohne Operation, nur mit Rontgenstrahlen
und Mesothorium behandelt. Neben Karzinomen der weiblichen Genitalien handelte
es sich dabei auch um Krebse anderer Organe (Mamma, Orbita, Kieferhohle, Wange,
Zunge, Kiemengang, Ösophagus, Magen, Flexur, Rektum, Prostata). In vielen
Fallen wurden neben der Bestrahlung zugleich Injektionen von Thorium X und
Enzytol gemacht.

Die Erfolge waren keine uberwaltigenden, solange nur inoperable und deso-
late Falle behandelt wurden; erst nachdem man auch operable Falle der Behandlung
unterwarf, wurden die Resultate viel besser.

Von den 46 Fallen sind 5 gestorben, der Behandlung entzogen sich 7, 19 Falle
stehen noch in Behandlung. 15 Falle konnen als geheilt betrachtet werden, wenn
man es als Heilung bezeichnen darf, „daß die Patienten in volligem Wohlbefinden
und frei von jedweden Symptomen bei mehrfach ausgefuhrten tiefen Probeexzisionen
histologisch keinerlei Zeichen von Krebs mehr aufwiesen." Nach einer Bemerkung
bei der Korrektur konnen nunmehr sogar 26 Falle als bedingt geheilt betrachtet
werden. Die langste Dauer der Rezidivfreiheit betrug zur Zeit der Veroffentlichung
1 Jahr 4 Monate.

Auch von anderer Seite sind bereits ähnliche günstige Erfahrungen
mit der Anwendung der strahlenden Energie in dieser intensiven Form
gemacht worden. So berichtet Bumm über 12 Fälle von Karzinom des
weiblichen Genitale, die alle durch Röntgenlicht und Mesothorium hervorragend günstig beeinflußt worden waren. Er ist dabei bis zu Zahlen
wie 10000 x (Röntgen) und 25 000 mg Stunden (Mesothorium) gelangt.
Fast alle Fälle konnten in dem oben definierten Sinne als geheilt bezeichnet werden. Zweimal diente das Verfahren zur Vorbereitung der
Operation, die dann besonders leicht durchgeführt werden konnte. Da
sich in beiden Uteri, die allerdings nur 21 resp. 9 Tage lang mit Mesothorium behandelt worden waren, noch einzelne Karzinomnester fanden,
hält Bumm es für zweckmäßig, bei allen rasch wachsenden Uterus-
karzinomen, speziell bei jüngeren Personen, die Neubildung operativ
zu beseitigen, da damit gleichzeitig die Lymphdrüsen entfernt werden
können. Später soll dann die Bestrahlung der Narbe in der Gegend des
Krebsherdes erfolgen. Bei den Karzinomen der Scheide, der äußeren
Genitalien, der Harnröhre, sowie den langsam wachsenden Krebsge-
schwüren am Collum uteri älterer Frauen ist dagegen das Resultat der
Bestrahlung nach Bumm schon heute besser als das der Operation, da

auch die Funktion dieser Teile ungeschädigt bleibt. Bei inoperablen Genitalkarzinomen ist die Bestrahlung überhaupt jeder anderen Behandlungsmethode überlegen, ebenso soll bei Operationsrezidiven die Bestrahlung einer erneuten Operation vorgezogen werden.

Ähnlich sind die Erfahrungen Döderleins, der sich als unbedingter Anhänger der von Krönig und Gauß ausgearbeiteten Technik bekennt. Auch er hat durch Bestrahlung einen inoperablen Fall soweit gebessert, daß er operabel wurde. Fünf weitere Fälle wurden teils durch Röntgenstrahlen und Mesothorium, teils mit letzterem Mittel allein in hervorragender Weise gebessert. Die Röntgenstrahlen wurden dabei fast ausschließlich mit Hilfe eines Bleiglasröhrenspekulums vaginal appliziert, mit 3 mm Aluminium gefiltert. Nur zur Unterstützung und eventuellen Beeinflussung der Metastasen wurde gelegentlich auch abdominal und sakral bestrahlt. Das Mesothorium wurde in mehreren, mit einem 0,05 mm dicken Silberplättchen bedeckten Röhrchen direkt in den Karzinomkrater eingelegt.

Auf Grund ihrer Erfolge sind die genannten Autoren mehr oder weniger vollständig dazu übergegangen, auch gut operable Tumoren ausschließlich der Strahlentherapie zu unterwerfen. Daß dieser schwerwiegende und verantwortungsvolle Entschluß gerade von Männern gefaßt wurde, die zu den glänzendsten Vertretern der operativen Gynäkologie gehören, beweist wie kein anderer Umstand, welche verblüffenden Erfolge die Strahlentherapie bei entsprechender Anwendung zu erzielen vermag. Trotzdem ist dieses Vorgehen meiner Ansicht nach als verfrüht zu bezeichnen. Schon jetzt beginnt der Begeisterungstaumel, der mit dem vorjährigen Gynäkologenkongreß in Halle einsetzte, einer zunehmenden Ernüchterung zu weichen.

Zunächst muß darauf hingewiesen werden, daß es bisher in keinem Falle gelungen ist, trotz intensivster Anwendung der Strahlen alles Tumorgewebe restlos zu zerstören. Alle bestrahlten Fälle, die später zur Operation oder zur Obduktion kamen, ließen in der Tiefe oder an der Peripherie noch lebendes Geschwulstgewebe erkennen. Außerdem aber sind auch die von den meisten Röntgenologen immer wieder vorhergesagten Schädigungen nicht ausgeblieben. Die Hoffnung, das gesunde Nachbargewebe durch eine entsprechende Filterung der Strahlen schützen zu können, scheint trügerisch gewesen zu sein, jedenfalls aber dann zu versagen, wenn die Strahlenintensität über ein gewisses Maximum hinaus gesteigert wird. Hierin liegt also eine Grenze der Bestrahlungsmöglichkeit nach oben, und in richtiger Erkenntnis derselben beginnt man schon jetzt, mit der Menge der strahlenden Substanz herunterzugehen. (Bumm).

Die als Folge der Strahlenbehandlung auftretenden Störungen allgemeiner und lokaler Natur verdienen aus verschiedenen Gründen unser besonderes Interesse. Wir müssen uns deshalb kurz mit ihnen beschäftigen.

Verhältnismäßig harmlos, weil meist schnell vorübergehend, ist der schon länger bekannte „Röntgenkater". Im Anschluß an meist intensive Röntgenbestrahlung tritt Mattigkeit und Energieverlust, manchmal auch Schwindel, Kopfschmerzen, Übelkeit auf; mitunter kommt es zu Erbrechen, auch Diarrhöen sind beobachtet worden. Als Ursache wird meist eine Leukozytose angenommen, die bis zu etwa 24 Stunden anhalten kann.

Ähnliche Störungen werden auch nach der Applikation großer Mengen radioaktiver Substanzen beobachtet. In einzelnen Fällen sind hierbei auch Schüttelfröste und Temperatursteigerungen bis 39° eingetreten.

Wesentlich unangenehmer als diese Allgemeinerscheinungen sind die lokalen Schädigungen der Strahlen. Auf die eventuell sehr spät auftretenden Hautveränderungen nach intensiver Anwendung selbst filtrierter Strahlen habe ich oben bereits hingewiesen (S. 55).

Es ist aber nicht nur die Haut, für die wir besorgt sein müssen; auch die inneren Organe sind nicht völlig resistent gegen intensive Bestrahlung. Besonders der Darm und die blutbildenden Organe müssen in dieser Hinsicht berücksichtigt werden. Aschoff, der mehrere von Krönig und Gauß behandelte Fälle anatomisch untersuchte, fand zwar in diesen Organen keine wesentlichen Veränderungen, immerhin konnten in einem Falle kleine nekrotische Herde in der Leber, sowie eine Atrophie der Magenschleimhaut festgestellt werden.

Diese beiden Veränderungen müssen vielleicht nicht mit absoluter Sicherheit als Schädigungen der Strahlen aufgefaßt werden; vollkommen klar liegen dagegen die Fälle, die Händly vor kurzem aus der Bummschen Klinik mitgeteilt hat. Hier ist es zu sehr schweren Darmstörungen (Schmerzen im Rektum, hochgradigen Tenesmen, Abgang von Eiter, Schleim und wässerigen Stühlen, in anderen Fällen zu hartnäckiger Obstipation) gekommen. Als anatomische Grundlage fanden sich schwere, bis zur Nekrose gehende Schleimhautveränderungen und Strikturen des Rektums, die in der Höhe der Portio uteri saßen und damit der Stelle entsprachen, die am stärksten bestrahlt worden war. Auch durch narbige Schrumpfung des periproktitischen Gewebes kam es zu Strikturen. Zwei Patientinnen sind der Intensivbehandlung direkt erlegen; einmal trat eine Nekrose der Blasenwand, das andere Mal eine bis zum Kreuzbein gehende Nekrose des Beckenbindegewebes ein. Auch Krönig und Gauß haben durch die Bestrahlung eines Mammakarzinoms eine die ganze Thoraxwand durchsetzende Nekrose erhalten.

Daß bei der Strahlenbehandlung eines Tumors, der bereits die Nachbarorgane infiltriert, mit dem Auftreten von Fisteln gerechnet werden muß, ist selbstverständlich. Blasenscheiden-, Mastdarmscheidenfisteln sind auch mehrfach beobachtet worden. Ich selbst sah vor kurzem in analoger Weise bei der Behandlung eines bis auf die Mundschleimhaut gehenden Oberlippenkankroides im Verlaufe der Heilung das Auftreten einer Mundhöhlenfistel, die sich übrigens spontan wieder schloß.

Da die Intensivbestrahlung nach dem Vorgang von Krönig und Gauß von verschiedenen Seiten aufgenommen worden ist, so dürfen wir mit Sicherheit damit rechnen, daß in nächster Zeit noch mehr schwere Schädigungen bekannt werden. Es wäre sehr zu bedauern, wenn die Strahlentherapie der Geschwülste dadurch in einen unverdienten Mißkredit geräte. Zweifellos ist an der Technik noch vieles zu verbessern, und die erste Forderung kann schon heute dahin präzisiert werden, die bisher immer mehr in die Höhe getriebenen Dosen wieder auf ein mittleres Maß zu reduzieren. Vergessen wir aber darüber nicht, daß mit dieser intensiven Strahlentherapie schon jetzt Erfolge erzielt worden sind, die noch vor kurzem kaum für möglich gehalten wurden. Wer einmal beobachtet hat, wie sich der jauchende Krater eines Portiokarzinoms in eine gut gereinigte Wundfläche verwandelt, die schließlich sogar wieder Epithelüberzug bekommt und die längst verloren gegangene anatomische Form wieder annimmt, wie der ins Becken eingemauert erscheinende Tumor wieder beweglich wird, der wird einmal den Enthusiasmus der ersten Beobachter völlig begreifen, andererseits aber auch nicht daran zweifeln, daß mit dem Ausbau dieser Strahlentherapie das Problem der Geschwulstbehandlung, wenn auch nicht gelöst, so doch einen bedeutenden Schritt vorwärts gebracht worden ist.

Ob die strahlende Energie jemals imstande sein wird, das Messer des Chirurgen zu ersetzen, bleibe dahingestellt; heute ihr schon diese Rolle zuzuweisen, ist, wie gesagt, entschieden verfrüht. Dagegen besitzt sie schon jetzt große Bedeutung als vorbereitendes Verfahren: inoperable Tumoren sind durch sie schon mehrfach in einen operativ angreifbaren Zustand gebracht worden. Noch größer ist ihre Bedeutung nach vorgenommener Operation, namentlich wenn diese voraussichtlich keine ganz radikale war. In diesen Fällen ist eine energische Nachbehandlung durch Bestrahlung zu fordern. Die inoperablen Tumoren müssen natürlich in erster Linie ihr unterworfen werden; gelingt es doch häufig, bei diesen Linderung der Beschwerden und langdauernden Stillstand zu erzielen.

Ein Nachteil wird der Strahlentherapie in der bisher beschriebenen Form stets anhaften: ihre Wirkung ist eine streng lokale, Fernwirkung findet nicht statt. Die geringste, von den Strahlen nicht getroffene Metastase wird daher schließlich den erzielten Effekt praktisch zunichte machen.

Man hat daher auch versucht, strahlende Substanzen in den Körper selbst einzuführen und auf den natürlichen Transportwegen in demselben zu verbreiten. So hat die Deutsche Gasglühlicht-Aktiengesellschaft (Auergesellschaft) in dem Thorium X ein derartiges vielversprechendes Präparat hergestellt. Die Wirkung desselben dürfte vor allem in der im Körper frei werdenden, sehr stark strahlenden Thoriumemanation, dem nächsten Zerfallsprodukte liegen, das infolge seiner geringen Halbwertszeit (53 Sekunden) selbst nicht verwendet werden kann.

Das Thorium X wird in Ampullen, die 1 ccm einer Thorium X Lösung enthalten, von der Fabrik bezogen. Trotzdem diese Lösung nur eine ganz minimale Menge (schätzungsweise $^1/_{100000}$ mg) reiner Substanz enthält, besitzt sie eine sehr hohe Aktivität, in der gewöhnlich verwendeten Stärke 1 000 000 M.-E. = 1000 E. S.

Das Präparat wird intratumoral, intravenös, seltener subkutan gegeben. Die geringe Lebensdauer des Thorium X (Halbwertszeit 3—4 Tage) verlangt möglichst sofortigen Verbrauch desselben. Es ist zu bemerken, daß mitunter Darmstörungen nach der Injektion auftreten, so daß empfohlen wird, den Dickdarm vorher zu entleeren. Ich kann nach meinen Erfahrungen berichten, daß diese Störungen selten einen erheblichen Grad annehmen. Bei intravenöser Anwendung, die am besten in einer Verdünnung von 1 : 10 physiologischer Kochsalzlösung geschieht, sollen die Intervalle zwischen den einzelnen Injektionen nicht zu kurz sein, jedenfalls eine Woche betragen.

Von anderen Anwendungsarten des Thorium X ist die Trinkkur zu nennen, mit der auch bei Geschwülsten hin und wieder Erfolge erzielt worden sind. Man beginnt zweckmäßig mit 1000 M.-E. und steigt allmählich bis zu etwa 3 mal täglich 10 000 M.-E. Dadurch gelingt es schließlich, im Blute eine ständige Emanationsquelle zu schaffen. Auch eine Art von Sensibilisierung des Körpers für die Strahlenwirkung scheint einzutreten. Schließlich kann man das Thorium X zur lokalen Applikation mit pulverisierter Kieselsäure verreiben und als Paste anwenden, ebenso kann es in Form von Pillen oder Bissen in die Speiseröhre oder in den Magen eingeführt werden.

Man hat berechnet, daß von der eingeführten Menge nur etwa 18 % in den ersten 3 Tagen wieder ausgeschieden werden und zwar größtenteils durch den Darm, in zweiter Linie durch den Harn. 82 % bleiben im Körper zurück: es tritt also eine kumulierende Wirkung ein. Dies ist bei der therapeutischen Verwendung zu beachten. Daß das Thorium X kein indifferentes Mittel ist, beweist ein Todesfall, den Gudzent erlebte. Er hatte in 16 Tagen 4 460 000 M.-E. gegeben. Zweifellos waren die Intervalle in diesem Falle zu kurz gewählt, aber auch bei protahierterer Verabreichung dürfte es sich empfehlen, nicht über 5 000 000 M.-E. hinauszugehen.

Wichtig ist es, während der Behandlung das Blutbild zu kontrollieren: eine rasche Abnahme der Leukozyten muß stets zur Vorsicht mahnen. Das Thorium X wirkt nämlich besonders intensiv auf die Zellen des Blutes. Es tritt ein Abfall der Leukozytenzahl ein, der besonders ins Auge fällt, wenn dieselbe pathologisch gesteigert war, aber auch bei Gesunden zu beobachten ist. Diese Leukopenie hält längere Zeit an. Bei tödlichen Dosen verschwinden die Leukozyten völlig aus dem Blut! Die Erythrozytenzahl wird weniger beeinflußt.

Das Thorium X hat sich bis jetzt besonders gegen die Blutkrankheiten bewährt; wir werden deshalb im Anhang noch einmal von ihm hören. In der Geschwulstbehandlung dient es zurzeit mehr zur Unterstützung der anderweitigen therapeutischen Maßnahmen; einwandsfreie und dauernde Erfolge auf diesem Gebiete hat es bei alleiniger Verwendung jedenfalls bis jetzt noch nicht zu verzeichnen gehabt.

Wer die Entwicklung der Strahlentherapie aufmerksam verfolgt, kann die interessante Beobachtung machen, daß die einzelnen Zweige derselben sich ständig in nutzbringender Weise befruchtet haben. Erst dadurch ist es möglich gewesen, dieselben immer mehr zu vervollkommnen und all ihre Eigenschaften in richtiger Weise zu verwerten. Niemand wird heutzutage mehr von der Radiumkapsel sagen können, daß sie „so zu sagen nur eine winzige, ganz weiche Röntgenröhre in Taschenformat vorstelle" (Béclères). Aber auch die Röntgenbehandlung hat einen Ausbau

erfahren, der sie zu Leistungen befähigt, die die früher erzielten weit
übersteigen; nicht zum geringsten waren dafür die Fortschritte unserer
Erkenntnis maßgebend, die das eingehende Studium der radioaktiven
Substanzen uns brachte.

Die Strahlentherapie macht zurzeit eine Entwicklung durch, die
sie mit allen großen therapeutischen Neuerungen teilt; ich erinnere
nur an das Tuberkulin Kochs und das Salvarsan Ehrlichs. Einer
Periode höchster — man darf wohl sagen, übertriebener — Wertschätzung
scheint gerade jetzt der unvermeidliche Rückschlag zu folgen, der allerdings nun wieder über die nötigen Grenzen hinausgeht. Mit der Zeit
wird die wachsende Erkenntnis nicht verfehlen, die richtigen Grenzen
festzusetzen und uns dabei zu zeigen, welch wunderbares Mittel wir in
der Strahlenbehandlung für den uns hier beschäftigenden Zweck gewonnen haben.

c) **Fulguration.** Unter Fulguration oder Beblitzung verstehen
wir eine Behandlungsart, bei der elektrische Funken von hochgespannten,
hochfrequenten Strömen gewonnen, zur Verwendung kommen. Das
Verdienst, diese Methode gegen die malignen Geschwülste zuerst versucht
zu haben, gebührt wohl Strebel, der 1904 das Verfahren gegen Lupus
empfahl und gleichzeitig mitteilte, daß er es auch bereits gegen maligne
Neubildungen in Verwendung gezogen habe. Allgemeiner bekannt
ist die Fulguration dann erst durch de Keating-Hart geworden, dessen
Name in der Folge meist mit dem Verfahren verknüpft worden ist.

Auf das ziemlich komplizierte Instrumentarium kann ich hier
nicht näher eingehen, es genüge zu wissen, daß durch eine besonders
konstruierte Elektrode elektrische Funken von 10—20 cm Länge auf
den Tumor geleitet werden. Betont sei, daß Keating-Hart das Verfahren nur in Verbindung mit chirurgischen Eingriffen angewendet
wissen will. In derselben Sitzung soll das Gewebe zuerst fulguriert
werden, um dadurch weicher, lockerer und für die Ausschneidung geeigneter zu werden; hierauf wird operiert und zum Schluß nochmals
eine gründliche Beblitzung des Wundbettes vorgenommen. Auch das
Operieren knapp an oder sogar innerhalb der Grenzen der Geschwulst
bietet dabei noch Aussicht auf Erfolg, da der Funke bis zu einer gewissen
Tiefe auf das Gewebe wirkt. Bemerkenswert ist eine schon während
der Operation einsetzende und später noch zunehmende profuse seröse
Sekretion der Wundfläche, die zu ausgiebiger Drainage zwingt. Die
gute Heilungstendenz der fulgurierten Wundflächen soll sich nach ziemlich übereinstimmenden Berichten durch schnelle und schöne Benarbung
äußern.

Die Fulguration ist seinerzeit besonders in Frankreich mit großem
Enthusiasmus aufgenommen worden; sie hat indes die auf sie gesetzten
weitgehenden Hoffnungen nur zum Teil erfüllt. Immerhin bringt sie
in den durch die Verhältnisse gesetzten Grenzen gewisse Erfolge und
darf als eine wertvolle Ergänzung mancher operativen Eingriffe angesehen werden. Rezidive bleiben natürlich auch nicht aus; manche
derselben sollen einer neuerlichen Anwendung des Verfahrens gewichen
sein.

Neuerdings wendet man die Fulguration auch als sog. Dunkelfulguration an, wobei die längsten und schmerzhaftesten Funken durch eine Kieselglashülle abgefangen werden. In dieser Form kann die Elektrode in Hohlorgane (Scheide, Mastdarm, Ösophagus usw.) eingeführt werden. Die Schmerzlosigkeit dieses Verfahrens gestattet öfters wiederholte Sitzungen ohne Narkose.

Die bei der Beblitzung an der Oberfläche des Körpers entstehende Wärme soll nach dem Vorschlage von Keating-Hart durch einen gleichzeitig zugeleiteten Kohlensäurestrom abgeleitet werden. Man verzichtet also auf die Wirkung der bei der Funkenbehandlung entstehenden Wärme und will allein durch den elektrischen Funken selbst wirken. Anders verhält es sich bei einem Verfahren, das durch v. Zeynek und Nagelschmidt eingeführt wurde und ebenfalls mit hochfrequenten Strömen arbeitet. Es wird als Diathermie, Transthermie oder Thermopenetration bezeichnet.

d) **Diathermie.** Diese Behandlungsmethode beruht darauf, daß in jedem Leiter von hohem Widerstande — in diesem Falle dem Körper — durch den Durchtritt elektrischer Ströme Wärme entsteht. Diese Widerstandswärme ist unter dem Namen der Jouleschen Wärme bekannt. Im Prinzip müßte es genügen, den Körper in einen Gleichstrom einzuschalten, wir müßten dann aber Stromstärken anwenden, die der Körper nicht verträgt. Anders verhält es sich mit Wechselströmen, da wir wissen, daß dieselben mit steigender Frequenz für den Körper erträglich, ja schließlich unmerklich werden. Nach Nernst sinkt die Reizwirkung von Wechselströmen auf Nerven mit dem Quadrat der Frequenz. Die bei der Diathermie (und Fulguration) verwendeten Ströme haben eine Schwingungszahl von 1 bis mehreren Millionen in der Zeiteinheit, liegen deshalb jenseits der Perzeptionsfähigkeit unseres Nervensystems. Während aber die Fulguration mit sehr hoher Spannung und äußerst geringer Intensität von wenigen Milliampère arbeitet, benützt die Diathermie umgekehrt eine mäßige Spannung, dagegen einen fast tausendmal intensiveren Strom.

Auf die technischen Einzelheiten des Apparates, mit dem diese Transformationen bewirkt werden, will ich hier ebensowenig wie bei den früher erwähnten Verfahren eingehen. Vor kurzem ist eine leicht faßliche Monographie über die Diathermie von Kowarschik erschienen, die ich zur näheren Orientierung empfehlen kann.

Der große Fortschritt, den die Diathermie der gesamten Therapie gebracht hat, liegt darin, daß es damit eigentlich zum ersten Mal gelingt, dem Körper gleichmäßig Wärme zuzuführen, ihn zu durchwärmen. Wenn es bis dahin galt, Wärme anzuwenden, so kam nur die äußere Applikation in Frage, die sich aber nur auf die oberflächlichsten Schichten erstreckt. Sonst konnte nur versucht werden, die im Organismus gebildete Wärme darin zurückzuhalten. Bei der großen Bedeutung, die die Wärme besonders in der inneren Medizin als therapeutisches Mittel besitzt, ist es deshalb wohl verständlich, daß das neue Verfahren bei den verschiedensten inneren Erkrankungen bereits ausgedehnte Anwendung gefunden hat.

Daß der Diathermieapparat zur Sensibilisierung der Tumoren für die Röntgenbehandlung dienen kann, haben wir bereits oben (S. 56) gehört. Müller (Immenstadt) hat damit höchst bemerkenswerte Resultate zu erzielen verstanden. Im allgemeinen benützen wir allerdings in der Behandlung der Geschwülste weniger die gleichmäßige Durchwärmung des Körpers, wie sie in der inneren Therapie zur Verwendung kommt, sondern suchen das Gewebe durch Erhitzen bis zur Koagulationsnekrose zu zerstören (Elektrokaustik, Elektrokoagulation).

Als Elektrode werden Metallplättchen verschiedener Form und Größe benützt. Je kleiner die Oberfläche derselben ist, desto intensiver ist die entwickelte Wärme. Man kann beide Elektroden, etwa bei einem über das Niveau der Umgebung sich erhebenden Tumor, an zwei entgegengesetzten Punkten der Oberfläche aufsetzen; häufiger dagegen arbeitet man nur mit einer Elektrode, während die andere in Form einer wesentlich größeren Blei- oder Kupferplatte mit einer mehrfachen Lage von feuchter Gaze oder Watte bedeckt, unter den Rücken oder das Gesäß des Patienten geschoben wird. Diese „inaktive oder indifferente" Elektrode hat dabei nur den Zweck, den Stromkreis zu schließen. Da ihre Oberfläche viel größer ist als die der aktiven Elektrode, ist hier die Stromdichte und damit die Erwärmung viel geringer als an der Stelle der beabsichtigten Wirkung.

Die Koagulation beginnt unter der Operationselektrode und schreitet von da aus in die Tiefe fort. Mit dem Eintritt derselben sinkt die Stromstärke, da der Widerstand des Gewebes beträchtlich wächst. Auch die elektrokoagulierten Wundflächen müssen wegen der zu erwartenden Sekretion breit drainiert werden. Im Gegensatz zur Diathermie im engeren Sinne ist die Elektrokoagulation schmerzhaft und erfordert deshalb allgemeine oder lokale Betäubung.

Der Hauptvorzug liegt wohl darin, daß eine Versprengung von Tumorkeimen verhindert wird. Daneben bietet die Diathermie durch ihre Wirkung auf die Umgebung die Möglichkeit, noch Krebskeime in der Nachbarschaft der Wunde zu zerstören. Sollte sich die Behauptung bestätigen, daß die Geschwulstzellen wesentlich thermolabiler als die normalen Körperzellen sind, so können wir uns auch leicht vorstellen, daß die Wirkung der Diathermie noch etwas über die Ausdehnung des Schorfes hinausgeht.

Wenn wir als Elektrode ein nadel- oder lanzettförmiges Instrument benutzen und dieses in 1—3 mm Entfernung über die Gewebe hinwegführen, so werden dieselben durch den entstehenden elektrischen Lichtbogen durchschnitten, ohne daß eine nennenswerte Schorfbildung zustande zu kommen braucht. Ein derartiges Instrument ist die de Forestsche Nadel, ähnliche Instrumente benutzt auch Czerny zu seiner Lichtbogenoperation und Doyen zu seiner Voltaisation bipolaire. Bei einiger Übung gelingt es, dieses Instrument genau wie ein Messer zu handhaben. Prima intentio ist bei den so gesetzten Wunden nicht ausgeschlossen, sofern nur der Kontakt mit einer Stelle nicht zu lange ausgedehnt wird. Verweilt man mit dem Instrument längere Zeit auf einem Punkt, so tritt natürlich Koagulation ein. Diese

Instrumente stellen also stets scharf geschliffene Skalpelle vor, vor denen die Gewebe auseinanderweichen, bevor sie von ihnen berührt werden. Auch hier wird natürlich durch die Sterilisierung der Schnittflächen die gefürchtete operative Übertragung der Krebskeime verhindert.

Die koagulierende Wirkung der Elektrokaustik oder „Kaltkaustik", wie sie genannt wurde, weil die Elektrode selbst verhältnismäßig kalt bleibt geht noch 1—2 cm in die Tiefe. Die Nähe großer Gefäße sowie der Körperhöhlen erfordert daher Vorsicht. Auch Nachblutungen sind, wie bei allen schorfbildenden Verfahren, zu befürchten und kompensieren reichlich die bei der Operation selbst blutstillende Wirkung des Verfahrens, die sich außerdem nur auf kapillare Blutungen erstreckt.

Besonders von urologischer Seite sind günstige Erfahrungen mit dieser Art von Hochfrequenzbehandlung mitgeteilt worden. Es handelte sich dabei meist um gutartige Tumoren von papillomatösem Bau, die in der Harnröhre oder in der Blase ihren Sitz hatten. Die Elektrode wird durch das Urethroskop oder Cystoskop eingeführt; die Zerstörung der Neubildung erfolgt dann unter Kontrolle des Auges und soll die sonst üblichen Methoden (galvanokaustische Schlinge usw.) an Sicherheit und Exaktheit übertreffen. Besonders in Amerika hat das Verfahren vielfach Eingang gefunden, Beer kann bereits über 25 eigene und 183 fremde Fälle berichten; 20 mal handelte es sich um Urethralpapillome. Die meisten Autoren schließen maligne Tumoren aus. Schneider berichtet über eine schwere Nachblutung am 2.—4. Tag nach dem Eingriff, vermutlich durch Ablösung des Schorfes entstanden; nach Einlegen eines Verweilkatheters kam dieselbe zum Stillstand. Weit bedenklicher erscheint die Möglichkeit einer Blasenperforation, die primär oder sekundär eintreten kann.

e) **Elektrolyse, Finsenlicht, Heliotherapie, Kohlensäureschnee, Galvanokaustik.** Von anderen Anwendungsarten der Elektrizität wird ganz vereinzelt die Elektrolyse, wohlbekannt und erfolgreich in der Therapie der Angiome, auch gegen die bösartigen Geschwülste empfohlen. So berichtet Videbeck über einen Fall von kindskopfgroßem, inoperablem Angiosarkom in der Nackengegend, das er in Ergänzung einer nicht radikalen Operation durch Elektrolyse geheilt hat; die Heilung ist durch 3 Jahre hindurch konstatiert. Zur Verwendung gelangten sehr beträchtliche Strommengen von 500 Milliampère. Narkose ist bei einer solchen Stärke unerläßlich.

Das Finsenlicht, dessen schöne Erfolge bei den Affektionen der Haut allgemein anerkannt sind, ist auch gegen Geschwülste, namentlich oberflächliche, gut abgegrenzte Kankroide empfohlen worden. Die Wirkung soll nach einigen etwa der der Röntgenstrahlen entsprechen, andere haben nur Besserung, aber keine Heilung gesehen, zum mindesten müsse eine gründliche Auskratzung vorhergehen.

Auch die Heliotherapie fehlt nicht ganz in der mannigfaltigen Familie der Krebsheilmittel. Wenigstens finden sich in der Literatur zwei zum mindesten recht interessante Beobachtungen, wo Hautepi-

theliome, beidemale zwar nicht mikroskopisch sichergestellt, unter
dem Einfluß der direkten Sonnenbestrahlung zur Heilung gelangt
sind. In dem einen Falle (Hirschberg) handelt es sich um die Selbst-
beobachtung eines Arztes, daß ein $1^1/_2$ cm langes und $^1/_2$ cm breites
Epitheliom an der Ohrmuschel durch zunächst zufällige, dann plan-
mäßig durchgeführte, direkte, intensive Sonnenbestrahlung abheilte.
Im zweiten Falle war ein wesentlich größeres Kankroid am Hand-
rücken einer 81jährigen Frau auf diese Weise beseitigt worden
(Widmer). Beidemale hatten Bestrahlung und Heilung im Hochgebirge
zur Winterszeit stattgefunden, während reine Sonnenstrahlen, durch
keinerlei atmosphärische Verunreinigungen absorbiert und von unend-
lichen Schneeflächen wiedergestrahlt, einwirken konnten, Einflüsse,
denen beide unabhängig voneinander berichtende Verfasser großes Gewicht beilegen.

Schließlich hat auch der Kohlensäureschnee bei der Behandlung von Hautkarzinomen Anwendung gefunden. Eine eingehende
Schilderung der physikalischen Grundlagen und der zu erzielenden
Resultate hat vor kurzem Nyström gegeben. Es handelt sich um eine
reine Gefrierwirkung (Temperatur des Kohlensäureschnees $= -79^0$).
Da eine Gefrierwirkung nur bis zu einer gewissen Tiefe, höchstens 1 cm
auszulösen ist, hat das Verfahren natürlich nur bei ganz oberflächlichen
Kankroiden einigermaßen Aussicht auf Erfolg. Der Kohlensäureschnee
läßt sich in einfachster Weise aus der Bombe in ein vorgehaltenes Tuch
sammeln und zu einem Klumpen von der gewünschten Form ballen.
Dieser wird dann am besten an einem Stäbchen befestigt und mit kräf-
tigem Druck 30 Sekunden bis wenige Minuten lang auf die zu behandelnde Stelle aufgesetzt. Für den behandelnden Arzt sind Hand-
schuhe notwendig. Einfachheit der Anwendung und relative Schmerzlosigkeit empfehlen das Verfahren.

In analoger Weise empfiehlt Seidelin, die Hautkrebse mit Äthyl-
chlorid zu vereisen.

Natürlich können umgekehrt auch starke Hitzegrade zur Zerstörung
der Geschwülste herangezogen werden. Es ist dabei im Grunde gleich-
gültig und nur von den besonderen anatomischen Verhältnissen abhängig, ob wir die Galvanokaustik, das Glüheisen (Ferrum
candens), oder eine andere Applikationsweise der Hitze wählen. Gerade
bei den Karzinomen der weiblichen Genitalien sind mit der alleinigen
Anwendung der Glühhitze überraschend gute Resultate, auch dauernde,
erzielt worden. Lomer konnte aus der Literatur 213 Fälle von Karzinomen zusammenstellen, die mit Glühhitze behandelt, zwei Jahre
später noch rezidivfrei waren, 149 Fälle sollen sogar 5 Jahre geheilt
geblieben sein. Ich gebe diese Zahlen, deren Kontrolle außerordentlich
schwierig ist, mit allem Vorbehalt wieder.

Zusammenfassung:

Die Strahlentherapie, in Form der Röntgenbehandlung
und der lokalen Anwendung der radioaktiven Substanzen,

ist bei weitem die erfolgreichste unter allen nicht operativen Geschwulstbehandlungsmethoden.

Die operative Behandlung vermag sie dagegen heute noch nicht zu ersetzen, abgesehen von ganz oberflächlichen und räumlich begrenzten Tumoren.

Dringend indiziert ist die Strahlenbehandlung nach vollzogener Operation zur Verhütung des Rezidivs, ebenso kommt sie gegen die inoperablen Tumoren in erster Linie in Betracht.

Die Behandlung mit hochfrequenten Strömen, Fulguration und Diathermie, ist eine wertvolle Ergänzung des operativen Eingriffs bei Geschwülsten.

4. Sonstige Behandlungsmethoden.

Die nunmehr noch zu erwähnenden Behandlungsmethoden entstammen den verschiedensten Gebieten. Beginnen wir mit einigen Mitteln, die dem Arzneischatz entnommen sind.

a) **Pharmakologische Mittel.** Hier sei zunächst, teilweise der Kuriosität halber, des Vorschlages von Gordon gedacht, die Geschwülste mit Veilchenblätterabsud zu behandeln. Genannter Autor berichtete 1905 von einem Patienten, der an einem, allerdings mikroskopisch nicht sichergestellten Zungenkrebs litt, die vorgeschlagene Operation verweigerte und sich selbst auf die angegebene Weise behandelte. Da dabei eine wesentliche Besserung eintrat, hat Gordon das Verfahren dann bei einer ganzen Reihe von Fällen angewandt. Der Abguß wird so hergestellt, daß etwa 50 frisch gepflückte Veilchenblätter mit kochendem Wasser übergossen und 12 Stunden stehengelassen werden. Am nächsten Tag wird die Flüssigkeit abgegossen und ist zur Verwendung, teils innerlich, teils lokal, fertig. Behandlungsdauer monatelang. Erfolge sehr selten, aus verschiedenen Gründen nicht einwandsfrei.

Die Jequiritybohne (Abrus precatorius) hat Rampoldi bei Hautkrebsen versucht. Dieses Mittel wird in Form von Scheibchen und als flüssiger Extrakt gebraucht, das einfache Mazerat soll sich schnell zersetzen. Zwei Fälle wurden angeblich damit geheilt, einer hatte sogar nach einem ganzen Monat noch kein Rezidiv.

Etwas mehr Beachtung als die genannten Mittel, hat das Chelidonium majus (Schöllkraut) gefunden, das von Dennissenko vorgeschlagen und namentlich von russischen Ärzten versucht worden ist. Durch innerliche Darreichung in steigender Dosis ($1^{1}/_{2}$—5 g täglich) oder durch intra- oder paratumorale Injektion sollten Karzinome und Sarkome sehr gut beeinflußt werden. Auch lokale Applikation wurde empfohlen. In der Literatur stehen vereinzelte Erfolge zahlreichen Mißerfolgen gegenüber, ebenso war das Ergebnis der in der Moskauer Gesellschaft für Chirurgie stattfindenden Diskussion über das Mittel im Ganzen ablehnend.

Krause hat neuerdings ein „Diablastin" genanntes Mittel vorgeschlagen. Es besteht neben anderen Stoffen aus dem Extrakt einer Papaverazee und wird vom Autor selbst hergestellt.

b) **Organotherapie.** Beatson schlug vor, Karzinome des Weibes, besonders den Brustkrebs, durch doppelseitige Kastration mit folgender Thyreoidindarreichung zu behandeln. Damit will er und einige andere englische Autoren (Edmunds, Montgomery) Besserung der Symptome, Verkleinerung der Tumoren, vereinzelt auch Heilung erzielt haben. Das Verfahren kommt besonders für jüngere Patienten in Betracht; jenseits der Menopause soll die Entfernung der Adnexe wenig Wert haben, vermutlich angesichts der an sich eintretenden Arbeitseinstellung der Ovarien.

Diese Behandlungsweise fällt teilweise schon in das Gebiet der Organotherapie; manche schreiben die Erfolge Beatsons überhaupt nur dem verwandten Thyreoidin zu. Tatsächlich liegen auch mehrere Berichte ebenfalls englischer Autoren vor, die auf Grund günstiger Erfahrungen die reine Thyreoidinbehandlung der Geschwülste empfehlen (Bell, Sheild, Page und Bishop, Jones). Die Schilddrüsensubstanz soll vor allem durch den gesteigerten Eiweißstoffwechsel, der sich durch Erhöhung der Stickstoffausscheidung und Abnahme des Körpergewichtes kundgibt, wirken, daneben soll infolge der Erniedrigung des Blutdruckes die Lymphzirkulation gesteigert werden. Diese führt wieder zu einer stärkeren Verdünnung des Blutes und Entwässerung der Gewebe, was sich besonders in dem den Karzinomherd umgebenden Bindegewebe in Form von Narbenbildung geltend macht.

Auch mit Thymusdrüsensubstanz sind therapeutische Versuche angestellt worden (Gwyer, Takaki), bei denen ebenfalls Besserungen der geschilderten Art zu verzeichnen waren, Heilungen fehlten. Benutzt wurde frische Thymusdrüse vom Kalb, die getrocknet und zerrieben wurde. Diese kam dann innerlich, 1—3 g 2 mal täglich, eventuell auch subkutan entsprechend schwächer, zur Anwendung. Die Behandlung soll leicht zu Verdauungsstörungen führen, weswegen gleichzeitig Verabreichung von Abführmitteln empfohlen wird.

Über analoge Versuche mit frischer Rindermilz berichtet Bayer. Es wurde oben (S. 8) bereits ausgeführt, inwiefern das Tierexperiment den Versuch einer derartigen Therapie nahelegt.

Um zu zeigen, was alles auf diesem Gebiet schon ersonnen worden ist, möchte ich noch folgenden Vorschlag registrieren, der wohl berechtigtes Kopfschütteln verursachen wird. Ich kenne die betreffende Arbeit allerdings nur aus dem Referat, dem ich die letzte Verantwortung für die Richtigkeit überlassen muß. Ausgehend von der Tatsache (!), daß die Lymphdrüsen selten an Karzinom erkranken, wird Fütterung mit frischem Lymphdrüsenextrakt vorgeschlagen. Der theoretischen Begründung entspricht die klinische Grundlage, die den Autor drängt, seinen Vorschlag bekannt zu geben. Sein Material umfaßt einen Kranken, der nach 3 monatlicher Behandlung starb.

Die organotherapeutische Verwendung der Hirnsubstanz schlug
Hellin vor. Die ihn dazu veranlassende, etwas kühn anmutende Erwägung geht davon aus, daß eine Neubildung um so gutartiger sei, je
komplizierter die Fundamentalstruktur des Gewebes, dem sie entspringt,
ist. Sein Bestreben geht nun dahin, die Krebszellen morphologisch und
chemisch so zu verändern, daß sie höheren Zellen, etwa Nervenzellen,
ähnlich werden. Während eine morphologische Änderung vorläufig
nicht erzielt werden kann, liegt nach seiner Auffassung eine Änderung
der chemischen Konstitution nicht im Bereiche des Unmöglichen. Es
kommt nur darauf an, diejenigen chemischen Körper, die im Nerven-
gewebe oder in der quergestreiften Muskulatur enthalten sind, in das
Karzinomgewebe zu übertragen. Hellin endigt schließlich in dem Vorschlage — über eigene Versuche berichtet er nicht — die graue Hirnsubstanz, etwa in Form eines Extraktes, zu verwenden.

Wir können damit das Gebiet der Organotherapie verlassen. Die
von verschiedener Seite versuchte Behandlung mit Tumorgewebe gehört nicht hierher, da dabei stets der Gedanke einer Immunisierung vor-
herrschte. Diese Versuche haben daher schon in dem entsprechenden
früheren Abschnitte Erwähnung gefunden.

c) **Ferment- und Antifermenttherapie.** Der Fermenttherapie
in der ursprünglichsten Gestalt lag die Beobachtung zugrunde (Blumenthal), daß das Trypsin Karzinomgewebe im Reagenzglas leicht ver-
daut, eine Eigenschaft, die beispielsweise dem Pepsin vollständig abgeht. Man nahm daher an, daß das Karzinomeiweiß das adäquate
Substrat für das Trypsin und einige andere ähnlich wirkende Stoffe,
z. B. das Papajotin, den Milchsaft einer amerikanischen Pflanze, darstelle.
Der Gedanke, durch Einverleibung von Trypsin die Geschwülste zur
Verdauung zu bringen, lag daher nicht fern. Schon Billroth soll in
dieser Beziehung therapeutische Versuche angestellt haben.

Der erste, der neuerdings Trypsin sowie das im Pankreassaft ent-
haltene diastatische Ferment, das Amylopsin, in dieser Richtung
therapeutisch verwendete, war Beard. Seine Versuche waren auch insofern erfolgreich, als es bei lokaler Anwendung gelang, eine umschriebene
Partie des Tumors zur Einschmelzung zu bringen. Dagegen versagte das
Mittel vollständig bei allgemeiner Anwendung. Innerlich gegeben wurde
ein Erfolg vermißt, abgesehen von der Beeinflussung von Magentumoren,
wobei wir uns aber die Wirkung auch lokal vorstellen müssen (Leyden
und Bergell). Bei subkutaner Anwendung wirkt es toxisch. Lewin
verwirft daher Trypsininjektionen, gibt aber 0,25—0,5 g Pankreatin
oder Pankreon, 3mal täglich per os 10 Minuten vor der Mahlzeit.

Leyden und Bergell haben auch andere Fermente auf ihre Wirkung
untersucht und dabei gefunden, daß die Leber des Kaninchens Fermente
enthält, die in derselben Richtung wirksam sind. Es ist ihnen auch gelungen, durch Einspritzung von Kaninchenleberpreßsaft große Geschwülste in wenigen Tagen zur Erweichung zu bringen, doch waren die
dabei auftretenden Zerfallsprodukte so giftiger Natur, daß eine therapeutische Verwendung in der zurzeit vorliegenden Form absolut ausgeschlossen ist. Trotzdem glauben beide, daß weitere Versuche in dieser

Richtung Erfolg bringen müssen, da nach ihrer Ansicht das schrankenlose Wachstum der Tumoren durch das Fehlen der Fermente im Körper
des Kranken bedingt sei.

Von etwas anderer Anschauungsweise ist Hofbauer ausgegangen,
der gerade von einer antifermentativen Therapie Erfolg erhofft. Für
ihn liegt die Ursache des deletären Wachstums darin, daß abnorme
fermentative Vorgänge im Karzinom stattfinden. Er vergleicht das
schrankenlose Wachstum der Geschwulstzelle mit dem der befruchteten
Eizelle, die ja auch das mütterliche Gewebe bis zu einem gewissen Grade
destruierend durchwächst, und deren Wachstum ebenfalls auf Fermentwirkung beruhen soll. Seine therapeutischen Vorschläge bezwecken
also eine Hemmung dieser Fermentvorgänge. Angestrebt soll das durch
Mittel der verschiedensten Art werden, Arsen, Chinin, artfremdes Eiweiß,
Tierkohle usw. Besonders viel verspricht er sich von der Anwendung des
Cholestearins, in dem er einen Antagonisten des Lezithins sieht.
Das Lezithin soll nämlich der Aktivator der intrazellulären Fermente,
deren Tätigkeit paralysiert werden muß, sein. Leider sind auch hier die
therapeutischen Resultate, durch die diese originelle Hypothese ihre
Bestätigung gefunden hätte, vorläufig wenigstens ausgeblieben.

Zur Fermenttherapie müssen auch die Versuche mit Carbenzym
gerechnet werden, das Sticker und Falk in die Therapie der malignen
Geschwülste eingeführt haben. Das Carbenzym ist Pflanzenkohle +
Trypsin. Die Pflanzenkohle, die nach den Untersuchungen Stickers
allein schon eine wachstumshemmende Wirkung auf die Geschwulstzellen besitzt, hat die Fähigkeit, Fermente an sich zu fesseln, zu adsor-
bieren. Sticker verwendet nun hierzu das Trypsin, das im Körper
wieder frei wird und seine Wirkung entfalten kann. Die Resultate waren
Einschmelzungen und Verkleinerungen der Tumoren. Heilungen fanden
nicht statt, werden auch von den Autoren nicht erwartet, speziell nicht
beim Karzinom.

Später haben Sticker und Falk dem Carbenzym noch Radium-
salze (Radiumbaryumkarbonat) zugesetzt (Radiolkarbenzym) und
behaupten, durch diese Kombination von enzymatischer und radioaktiver Substanz nicht nur eine sich addierende, sondern gegenseitig
sich steigernde Wirkung zu erzielen.

Ein großer Übelstand haftet der ganzen Fermenttherapie insofern
an, als die Sterilisierung der Präparate großen Schwierigkeiten begegnet. Die gewöhnlichen Methoden würden natürlich die Wirkung
der Fermente vernichten. Bemerkenswert ist ein Fall aus der Czernyschen
Klinik (Laubenheimer und Caan), in dem nach subkutaner Anwendung
von Radiolkarbenzym eine tödlich verlaufende Tetanusinfektion eintrat.

d) **Behandlung durch Zirkulationsstörungen.** Zu erwähnen ist hier
der Vorschlag Ritters, Hyperämie gegen die Geschwülste anzuwenden. Er hat bei einer Reihe von inoperablen Geschwülsten durch
Aufsetzen der Saugglocke deutliche und wesentliche Verkleinerung
gesehen. Niemals konnte er, und das ist das Auffallendste, eine Beschleu-
nigung des Wachstums feststellen, die man doch eigentlich nach der gewöhnlichen Anschauung erwarten sollte. Durch eine Hyperämisierung

der Operationsnarben hofft Theilhaber, der Rezidivgefahr vorbeugen zu können. Da auch der Diathermieapparat hauptsächlich durch die erzeugte Hyperämie wirkt, soll hier nochmals der mehrfach erwähnten Kombinationsbehandlung von Müller (Immenstadt) gedacht werden (Diathermie + Röntgenbehandlung).

Der Weiterverbreitung des Krebses auf dem Lymphwege suchen Severeanu und Sianu, zwei rumänische Autoren, dadurch vorzubeugen, daß sie die abführenden großen Lymphbahnen unterbinden. In 3 Fällen von Uteruskarzinom und einem Sarkom im Abdomen wollen sie Besserung dadurch erzielt haben. Ein ähnliches Ziel schwebt Coudray vor, wenn er die abführenden Lymphwege um den Tumor herum zur Verödung zu bringen sucht. Durch Injektion entsprechender Substanzen in die Umgebung des Tumors soll ein fibröser Wall um denselben gebildet werden, der durch die Verstopfung der Lymphwege die Generalisierung des Prozesses unmöglich macht.

Ähnliche Vorstellungen beherrschen auch Hasse, der mit lange fortgesetzten Alkoholinjektionen in die Umgebung der Tumoren, besonders bei Brustkrebs einige Resultate erzielt hat. Dabei sollen auch die zuführenden Gefäße abgesperrt werden, so daß der Tumor schließlich der Nekrose oder Nekrobiose anheimfällt. Verwendet wird 30—50$^0/_0$iger Alkohol.

Daß es auf diesem Wege gelingen kann, einen bindegewebigen Wall um die Geschwulst zu schaffen, ist zuzugeben. Es ist ja dasselbe Verfahren, wie es in der Behandlung der Unterleibsbrüche hin und wieder mit Erfolg zur Anwendung kommt. Natürlich muß das Verfahren versagen, sobald der Tumor die nächsten Grenzen überschritten hat. In früheren Stadien aber dürfte die operative Entfernung immer noch den zahlreichen, stets sehr schmerzhaften und in der Wirkung doch unsicheren Injektionen vorzuziehen sein.

Rossander verwendet in ähnlicher Weise eine $^1/_2{}^0/_0$ige Kaliumhydratlösung, Reicher Adrenalininjektionen, deren Wirkung wohl auf der dabei auftretenden Gefäßkontraktion beruhen dürfte. Er beginnt mit 0,1 g Adrenalin, das mit $^1/_2{}^0/_0$igen Novokain auf 2 ccm verdünnt ist. Dann steigt er jeden 2—3 Tag um 0,1 g, bis er 1,0 erreicht. Die Lösung wird stets auf 2 ccm Novokainlösung aufgefüllt.

Etwas abweichend von diesen, im wesentlichen rein mechanisch wirkenden Mitteln ist der Gedankengang, der Spieß veranlaßte, Krebsgeschwülste durch Anästhesierung zu beeinflussen. Nach seiner Auffassung verlangt der wachsende Tumor gesteigerte Ernährung. Diese wird geleistet durch Hyperämie, die er sich reflektorisch durch einen von den Tumorzellen ausgehenden Reiz ausgelöst denkt. Durch Anästhesierung soll dieser Reiz ausgeschaltet und die Hyperämie, die Vorbedingung für das Wachstum des Tumors, verhindert werden. Spieß injiziert also Anaesthetica, vor allem Novokain, in den Tumor. Im Tierversuch sollen langsam wachsende Tumoren dadurch schon zur Heilung gebracht worden sein. Bezüglich der Erfolge am Menschen drückt der Autor sich noch sehr vorsichtig aus.

Zirkulationsstörungen sind es bis zu einem gewissen Grade schließlich auch, wenn Kronacher die malignen Neubildungen durch eine aseptische Entzündung beeinflussen will. Er geht — und damit kommen wir wieder auf den Ausgangspunkt unserer Zusammenstellung zurück — von der bekannten Beeinflussung der Geschwülste durch gelegentliche Erysipelerkrankungen aus. Die wesentlichste Rolle spielt dabei nach seiner Ansicht die Entzündung. Um eine solche hervorzurufen, benutzt er nun die Mittel, die, wie wir heute wissen, für sich allein, ohne jede Mitwirkung von Infektionserregern, eine sog. aseptische Entzündung hervorrufen können, beispielsweise das Terpentinöl.

Daß es damit gelingen mag, einen Tumor teilweise zur Einschmelzung zu bringen, ist wohl nicht zu bestreiten; Veränderungen, die auch nur entfernt an eine Heilung erinnern, werden wir aber kaum erwarten dürfen.

Zusammenfassung:

Von den in diesem Kapitel aufgezählten Behandlungsmethoden hat, so interessant auch mitunter der ihnen zugrunde liegende Gedankengang ist, keine nennenswerte Erfolge zu verzeichnen.

III. Ergebnisse und Ausblick.

Es ist schon mehrfach geäußert worden, daß es angesichts der stattlichen Zahl von Geschwulstbehandlungsmethoden doch eigentlich verwunderlich erscheinen müsse, daß immer noch Leute den bösartigen Geschwülsten erliegen, ja daß dieser Ausgang sogar immer noch der häufigere sei. Sehen wir auch von der hierin liegenden, nicht ganz unberechtigten Ironie ab, so müssen wir doch zugeben, daß die Mehrzahl der geschilderten Verfahren nicht die Resultate erzielt hat, die man ihnen zunächst zugeschrieben hatte. Nur zu häufig tritt dabei die Erscheinung zutage, daß die Ergebnisse des Erfinders der Methode bei der objektiven Nachprüfung anderwärts wenig oder gar nicht bestätigt werden. Die Erklärung hierfür liegt in verschiedenen Momenten. Ich sehe hier vollständig ab von der auch auf diesem Gebiete mehrfach hervorgetretenen, höchst verwerflichen Geschäftsreklame, die wider besseres Wissen oder zum mindesten in fahrlässiger Weise dem leidenden Publikum dieses oder jenes Mittel anpreist; ich beziehe mich hier nur auf die Autoren, die derartigen Bestrebungen fernstehen und durch ganz andere Umstände über die Brauchbarkeit ihrer Methode getäuscht werden.

Die Spontanheilung der bösartigen Geschwülste, an deren Vorkommen ich nicht zweifle, ist wohl zu selten, um hier mitzuspielen. Mehr ins Gewicht fällt schon, daß teilweise Rückbildungen von Tumoren, langdauernder Wachstumsstillstand derselben, Einschmelzungen mit Veränderung in der Konsistenz und eventuellem Verschwinden mechanischer Hindernisse häufige Erscheinungen sind, die zur Täuschung besonders dann Anlaß geben können, wenn zufällig eine bestimmte Behandlung eingeleitet wurde. Schließlich bessert sich der Zustand manches Tumors schon einzig und allein infolge der mit der Durchführung eines besonderen Verfahrens einhergehenden sorgfältigen Behandlung desselben. Eine hierher gehörige Beobachtung Billroths ist interessant und wichtig genug, um der Vergessenheit entzogen zu werden. Er konnte nachweisen, daß man ulzerierte Hautkankroide schon allein dadurch zum Verschluß bringen kann, daß man sie mit indifferenten Verbandstoffen regelmäßig verbindet. Hierin mag in der Tat das Geheimnis manches Mittels liegen, von dem wir hören, daß unter seinem Einfluß die Sekretion nachläßt, die Geschwürsfläche sich reinigt, die Überhäutung einsetzt. Manche Forscher haben das Auftreten allgemeiner und lokaler Reaktionen als beweisend für die Spezifizität ihres Verfahrens angesehen. Heute denken wir auch darüber wesentlich anders. Es kann sich sehr wohl um ganz unspezifische Reaktionen des Körpers gegen die eingeführten differenten Mittel handeln, auch anaphylaktische Erscheinungen spielen sicher bei einem Teil dieser Reaktionen eine erhebliche Rolle.

Alle diese Momente vermögen natürlich nur kurze Zeit hindurch zu täuschen. Für das abschließende Urteil über den Wert einer Methode kommt deshalb einzig und allein der Dauererfolg in Frage. Von einer Dauerheilung sprechen wir heute, wenn 5 Jahre lang kein Rezidiv eingetreten ist. Wir wissen sehr wohl, daß auch nach Ablauf dieser Zeit sich noch Rezidive einstellen können, lassen aber diesen Umstand, vorwiegend aus praktischen Gründen, außer Betracht. Diese Probezeit von 5 Jahren hat also, streng genommen, jede Behandlungsmethode durchzumachen; nur die Fälle, die diese Zeit ohne Rückfall überstehen, dürfen ihr zu gute gerechnet werden.

Überblicken wir noch einmal die Chancen, die uns die einzelnen Behandlungsmethoden — von der operativen sehe ich hier ab — bieten, so unterliegt es ja keinem Zweifel, daß die Strahlentherapie bisher die größten Erfolge zu erzielen verstanden hat. Eine weitere Steigerung derselben ist bei entsprechender Vervollkommnung der Technik nicht ausgeschlossen. Trotzdem erwarte ich die Therapia magna sterilisans der Geschwülste nicht von dieser Seite; die Strahlenbehandlung wird stets eine lokal wirkende sein, die Geschwülste aber treten uns gerade dann in ihrer schlimmsten Form entgegen, wenn sie die ihnen zunächst gesetzten lokalen Schranken überschreiten und sich im Körper verallgemeinern. Dann muß auch die Behandlung eine allgemein, nicht lokal angreifende sein. Gelänge es freilich, — wie es mit dem Thorium X beabsichtigt ist — strahlende Energie in den Körper selbst hineinzubringen und in demselben in genügender Stärke zu verbreiten, dann fiele diese Einschränkung. Solange dies aber nicht erreicht ist, scheinen mir die chemotherapeutischen Methoden, soweit sie von der Blutbahn aus angreifen, und vielleicht noch mehr die Immunisierungsversuche, die eine Zustandsänderung des ganzen Körpers anstreben, eher berufen, das Ziel zu erreichen.

Ganz fruchtlos ist die auf diesem Gebiete aufgewendete Arbeit doch nicht gewesen. In manchen Fällen gelingt es schon heute, mit den geschilderten Behandlungsmethoden nicht operativer Art Heilung zu erzielen, auch im Sinne der oben aufgestellten strengen Forderung. Viel zahlreicher sind allerdings die Fälle, wo es wenigstens möglich ist, den Zustand der Kranken erheblich zu bessern, ihr Leiden lange Zeit in einem erträglichen Zustand zu erhalten und so wenigstens palliativ Ersprießliches zu leisten.

Diese Erfolge, von denen die zuletzt genannten keinesfalls gering geschätzt werden dürfen, haben unsere Stellungnahme zu den inoperablen Geschwülsten total geändert. Wir sind heute längst darüber hinausgekommen, die an einem inoperablen Tumor Leidenden von vornherein zu den aufgegebenen Kranken zu rechnen und unsere Therapie bei ihnen auf die Verwendung der Morphiumspritze zu beschränken. Wir sind im Gegenteil heute nicht nur berechtigt, sondern sogar verpflichtet, gerade diese Kranken einer zielbewußten Behandlung zu unterwerfen.

Die Wahl der in jedem Falle einzuschlagenden Methode und die Durchführung derselben ist allerdings keine leichte Aufgabe. Die Mehrzahl der zur Verfügung stehenden Mittel sind höchst differente, so daß der oberste Grundsatz jeder Therapie „nil nocere" um so mehr in Erwägung gezogen werden muß, als wir es meist mit an sich stark geschwächten Individuen zu tun haben. Außer dem Vertrautsein mit der anzuwendenden Methode ist es aber auch nötig, die Eigenart der Tumoren genügend zu kennen. Welche große Rolle die besondere Art des Tumors bei der Behandlung spielt, ist oben mehrfach angedeutet worden. Allerdings steckt unsere Bewertung der einzelnen Geschwülste nach dieser Richtung hin noch durchaus in den Anfängen und eine Ergänzung unseres diesbezüglichen Wissens ist dringend notwendig. Einige Anhaltspunkte besitzen wir indes schon.

Eine Reihe von Behandlungsarten ist bei den Sarkomen wesentlich erfolgreicher als bei den Karzinomen; diese Verfahren scheinen also auf die Tumoren um so besser zu wirken, je undifferenzierter, je embryonaler gewissermaßen die Elemente desselben sind. Auch der spezielle histologische Bau scheint mitunter nicht unwesentlich zu sein; wir haben oben bereits erwähnt, daß Rund- und Spindelzellensarkome der Strahlenbehandlung wesentlich zugänglicher sind als die übrigen Sarkomarten. Daß bei gleichem anatomischen Bau die Lokalisation eine Rolle spielt, beweist die von verschiedenen Seiten gemachte Beobachtung, daß Zungen- und Mundbodenkarzinome sich nicht nur durchaus refraktär gegen die Strahlentherapie verhalten, sondern sogar durch dieselbe zu schnellerem Wachstum angeregt werden. Schließlich scheinen auch bei durchaus gleichartig gebauten und lokalisierten Tumoren individuelle Unterschiede zu bestehen. Jeder Strahlentherapeut hat die Erfahrung gemacht, daß nach Dutzenden von Kankroiden, die sich sehr gut beeinflussen lassen, wieder einige zu Gesicht kommen, die sich in keiner erkennbaren Weise von den anderen unterscheiden, aber trotz intensivster Behandlung keine Reaktion zeigen.

Schließlich noch ein Wort über die sog. Kombinationsbehandlung. Besonders von seiten der Heidelberger Schule (Czerny, Werner) wird immer wieder empfohlen, zwei oder noch mehr Verfahren miteinander zu kombinieren. Solange uns die eine, die Geschwülste in spezifischer Weise vollkommen beseitigende Behandlungsmethode fehlt, ist ein solches Verfahren ja zweifellos durchaus zweckmäßig. Neben der Summierung der Erfolge ist ja dabei auch die Aussicht größer, die dem Tumor besonders entsprechende Behandlungsart zu treffen. Natürlich sind auch bei einem derartigen Vorgehen einige Momente zu berücksichtigen. So haben z. B. eine Reihe von Verfahren den Effekt, die Tumoren und die Organe des Körpers für die Strahlenwirkung besonders empfindlich zu machen, sie zu sensibilisieren. Bezüglich der Tumoren ist uns diese Wirkung höchst erwünscht, die Gefahr für die normalen Organe, besonders die Haut, wird aber dadurch gesteigert: doppelte Vorsicht ist also hier am Platze. Auch anderweitig kann kumulierende Wirkung eintreten. Widmen wir aber diesen Punkten unsere besondere Aufmerksamkeit, dann werden wir uns der Kombinationsbehandlung mit großem Vorteil bedienen.

Zur Behandlung im weitesten Sinne gehört auch die Prophylaxe und Diagnostik. Daß erstere gegen die Geschwülste in spezifischer Weise heute noch nicht durchgeführt werden kann, ist schon eingangs betont worden. Eines aber können wir doch tun. Immer mehr tritt die Bedeutung des chronischen Reizes als veranlassendes Moment der Geschwulstbildung hervor. Unser Augenmerk muß daher darauf gerichtet sein, das Zustandekommen und Bestehenbleiben solcher Reizzustände nach Kräften zu verhindern. Was das im Speziellen bedeutet, brauche ich wohl hier nicht auszuführen.

Ein weiterer erfolgreicher Ausbau der Diagnostik wird in erster Linie der operativen Behandlung zugute kommen und ist heute, wo die Technik der operativen Geschwulstbehandlung im großen und ganzen als abgeschlossen betrachtet werden darf, der einzige Weg, eine weitere Verbesserung der Resultate derselben zu ermöglichen.

Wird es uns beschieden sein, das Geschwulstproblem nach der therapeutischen Seite hin in absehbarer Zeit restlos zu lösen? Das Prophezeien in der Medizin ist eine mißliche Sache. Wir wissen ja wohl, daß es an emsiger Arbeit auf diesem Gebiete sowie an reichlichen zur Verfügung stehenden Mitteln nicht fehlt; wir wissen aber ebenso gut, daß nur zu oft der Fortschritt seine eigenen Bahnen wandelt und uns von unvermuteter Seite her beschert wird. Solange dies uns aber versagt bleibt, müssen wir unsere Aufgabe darin erblicken, die vorliegenden und noch fernerhin auftauchenden Behandlungsmethoden ernsthaft zu prüfen, nach Möglichkeit auszubauen und sie sinngemäß zum Wohle unserer Kranken zu verwenden.

Anhang.

Die neueren Behandlungsmethoden der wichtigsten Blutkrankheiten, besonders der Leukämie.

Manche Blutkrankheiten, namentlich die Leukämie und die unter dem Sammelnamen der „Pseudoleukämie" zusammengefaßten Affektionen weisen eine Reihe von Übereinstimmungen mit den echten Geschwülsten auf. Wie diese entspringen sie einer heute noch durchaus dunklen Ursache und nehmen einen unter Kachexie unaufhaltsam zum Tode führenden Verlauf. Daß dabei die Milz und die anderen blutbildenden Organe häufig in Form großer Geschwulstbildungen hyperplasieren, trägt noch wesentlich dazu bei, die Ähnlichkeit beider Erkrankungen zu erhöhen.

Es ist daher begreiflich, daß Manche diese Krankheitsformen, insbesondere die pseudoleukämischen Drüsentumoren den echten Geschwülsten zuzählen wollen. Ich möchte mich indes über diesen Punkt hier nicht weiter verbreiten; was mich veranlaßt, dieses Gebiet überhaupt zu berühren, ist die große Übereinstimmung, die die Therapie der Blutkrankheiten mit denen der Geschwülste zeigt. Eine Reihe von Mitteln, die gegen die Geschwülste gebraucht werden, findet auch hier höchst erfolgreich Anwendung; da außerdem bei einigen dieser Krankheiten das Blutbild einen höchst empfindlichen und leicht zu benutzenden Indikator darstellt, läßt sich die Wirkungsweise dieser Mittel hier wesentlich besser verfolgen als bei den echten Geschwülsten.

So hat das in der Geschwulstbehandlung seit Jahrhunderten heimische Arsen auch schon seit langem gegen die verschiedenen Blutkrankheiten Verwendung gefunden. Meist wurde es in Form der sog. Sol. Fowleri gegeben; neuerdings ist es auch als Atoxyl bei der lymphatischen Leukämie mit Erfolg angewandt worden (Noumann, 0,25 subkutan, jeden zweiten Tag). Da wir heutzutage Mittel besitzen, deren Wirkung eine bessere, zum mindestens eine momentanere ist, wird das Arsen wohl höchstens in Kombination mit diesen gebraucht.

Verhältnismäßig neueren Datums ist die Anwendung des Benzols gegen die Leukämie. Bei den echten Geschwülsten ist dieses von Korányi eingeführte Mittel in größerem Maßstab allerdings noch nicht versucht worden, dennoch will ich es der Vollständigkeit halber erwähnen.

Den Ausgangspunkt bildeten Experimente, die Selling bei Kaninchen anstellte und die ergaben, daß das Benzol leukotoxisch wirkt. Nach einer vorausgehenden Vermehrung der weißen Blutkörperchen wurden diese zum Verschwinden gebracht, während die Zahl der Erythrozyten unbeeinflußt blieb. Diese Ergebnisse veranlaßten Korányi, den Einfluß des Benzols auf das Blutbild und den Verlauf der Leukämie zu untersuchen. Es zeigte sich, daß auch hier eine wesentliche Beeinflussung des Blutbildes eintrat. Die weißen Blutkörperchen begannen am Ende der zweiten oder anfangs der dritten Behandlungswoche an Zahl abzunehmen. Die zuerst langsam einsetzende Abnahme nahm später einen rapiden Verlauf an. Die roten Blutkörperchen bleiben zunächst konstant, nach längerer Kur war manchmal eine Vermehrung derselben festzustellen. Bezüglich der qualitativen Änderung des Blutbildes widersprechen sich die Angaben der Autoren. Da kleine Benzoldosen die Bildung der Leukozyten anzuregen scheinen, sind bei der Leukämie größere Dosen angezeigt.

Mit der Änderung des Blutbildes geht häufig ein Rückgang der Milz- und Lebervergrößerung einher, weniger ausgiebig werden die vergrößerten Lymphdrüsen beeinflußt. Mitunter weicht allerdings das Verhalten des Blutes von dem der Organe ab: es kann Leukozytensturz ohne Rückgang der Milz- und Lebervergrößerung eintreten; in anderen Fällen gehen diese Organe zu ihrer normalen Größe zurück, während das Blutbild seine pathologische Beschaffenheit beibehält. Mit dem Nachlaß der objektiven Krankheitssymptome tritt meistens eine beträchtliche Hebung des Allgemeinbefindens ein.

Die Verabreichung erfolgte ursprünglich in folgender Form:

> Benzoli chemice puri
> $\bar{a}\bar{a}$ 0,5
> Olei olivar.
> D. ad caps. gelatin. D. tal. dos. No. C.

Von diesen 0,5 g enthaltenden Kapseln wurden nach den Mahlzeiten täglich im ganzen anfangs 4 Stück, dann steigend auf 6, 8—10 Stück gegeben. Besser als die Gelatinekapseln sollen die Geloduratkapseln vertragen werden; in dieser Form wird das Mittel jetzt meistens gereicht. Das Benzol kann übrigens auch in Tropfenform zu gleichen Teilen mit Ol. olivar., 30 Tropfen mehrmals täglich, verordnet werden.

Häufig treten lästige Nebenerscheinungen auf: Magenbrennen, Aufstoßen, Appetitlosigkeit, Schwindelgefühl, außerdem auch Tracheo-Bronchitis, vermutlich infolge der Ausscheidung des Benzols durch die Luftwege. Auch schwerere Intoxikationen kommen vor. Mitunter sinkt auch nach Aussetzen des Mittels die Anzahl der Leukozyten weiter, bis schließlich der Exitus eintritt. Es wird deshalb neuerdings empfohlen, nur so lange Benzol zu geben, bis die Abnahme der Leukozyten anfängt; sorgfältige ständige Blutuntersuchungen sind jedenfalls bei dem höchst differenten Verfahren unerläßlich.

Die hohe Radiosensibilität des hämatopoetischen Systems legte es nahe, auch die Röntgenstrahlen gegen diese Erkrankungen zu versuchen. Tatsächlich ergaben sich dabei so gute momentane Erfolge, daß die Röntgenbehandlung heute als die Methode der Wahl bei der Leukämie und der Pseudoleukämie zu gelten hat.

Klieneberger hat vor kurzem die Röntgenbehandlung der Leukämie hinsichtlich ihrer Technik und ihrer Aussichten beschrieben. Nach ihm sind die Fälle prognostisch am günstigsten, deren Symptome seit etwa 1 Jahr bestehen und die noch keine starke Anämie zeigen. Es besteht eine große individuelle Verschiedenheit hinsichtlich der bis zum Eintritt der Wirkung verstreichenden Latenzzeit, der Dauer des Erfolges, der Beeinflußbarkeit der Rezidive und der Neigung zu Röntgenverbrennungen. Abgesehen davon verhalten sich einzelne Fälle vollkommen refraktär gegen die Röntgenbehandlung (etwa 30%). Auszuschließen von der Behandlung sind die akuten Formen, deren Verlauf durch die Bestrahlung beschleunigt wird.

Bezüglich der Technik ist zu bemerken, daß nur penetrante filtrierte Strahlen angewendet werden sollen. Bei der myeloischen Leukämie ist die Milzgegend zu bestrahlen, bei der lymphatischen sämtliche Drüsentumoren; ist hierbei ein Milztumor vorhanden, so muß natürlich auch dieser angegriffen werden.

Klieneberger empfiehlt bei der Myelämie zunächst täglich 10—20 Minuten zu bestrahlen, bis eine Erythemdosis erreicht ist und dann noch nach Ablauf von 3—4 Wochen von Zeit zu Zeit ambulant. Bei der Lymphämie werden im allgemeinen die Drüsenpackete infolge ihrer oberflächlichen Lage eingeschmolzen, bevor man die Erythemdosis erreicht. Die bestrahlte Haut soll durch Aluminiumfolie, Bleifolie (1—2 mm) oder Sohlenleder geschützt werden, die nicht zu bestrahlende Körperoberfläche ist mit dicken Bleiplatten abzudecken.

Die durch Röntgenstrahlen überhaupt zu beeinflussenden Fälle bessern sich bei dieser Behandlung in folgender Weise: zuerst tritt meistens eine Zunahme der Erythrozyten und des Hämoglobins ein, damit geht einher eine Besserung des Allgemeinbefindens. Erst später nimmt die Zahl der Leukozyten ab, wobei aber das Blutbild meist pathologisch bleibt.

Durch konsequent durchgeführte Röntgenbehandlung kann häufig längere Zeit ein erträglicher Zustand gewahrt bleiben. In einem Falle glaubt Klieneberger fast 7 Jahre gewonnen zu haben, meist muß man sich allerdings mit viel kürzeren Remissionen des Leidens begnügen. Einige Monate bis 1 Jahr nach der Behandlung stellen sich die Rezidive wieder ein, die dann häufig nicht mehr so günstig zu beeinflussen sind.

Ähnlich wie die Röntgenstrahlen kann natürlich auch das Radium lokal gegen die Milz- und Drüsentumoren verwendet werden. Renon, Degrais und Dreyfus sahen, daß nach 3—4 maliger Applikation von 300 mg. Radium auf die vergrößerte Milz diese zu normaler Größe zurückging, die Zahl der weißen Blutkörperchen bis zur Norm sank und die Allgemeinerscheinungen verschwanden.

Von den übrigen radioaktiven Körpern hat besonders das Thorium X bei der Leukämie und anderen Blutkrankheiten Anwendung gefunden. Wir haben dieses Mittel bereits oben (S. 66) kennen gelernt. Ich erinnere nochmals daran, daß es in der Tat auf die Blutkörperchen sehr energisch einwirkt. Bei entsprechend hohen Dosen nehmen die weißen Blutkörperchen sehr stark an Zahl ab, um bei weiterer Steigerung der Dosis schließlich ganz aus dem Blutbild zu verschwinden. Ebenso wie beim Benzol wirken indes kleine Dosen anregend auf die Bildung der Leukozyten. Bei der Leukämie muß man deshalb entsprechend hohe Dosen verabreichen. (Dosierung siehe gleichfalls oben S. 66). Es gelingt damit in der Tat, Rückgang der Leukozytenzahl zur Norm zu erreichen, die Tumoren zum Schwinden zu bringen, das Allgemeinbefinden zu heben, also dasselbe zu leisten, wie mit der Röntgenbehandlung. In der einfachen Applikation (intravenöse Darreichung) des Thorium X liegt sogar entschieden ein Vorzug gegenüber der Röntgenbehandlung. Zum mindesten bietet die Thorium X-Medikation eine wertvolle Unterstützung der Röntgenbehandlung.

Das Thorium X ist neuerdings auch gegen die perniziöse Anämie mit gutem Erfolge verwendet worden. Hierbei bedienen wir uns natürlich wesentlich geringerer Dosen, die einen Reiz auf die Bildung der Blutkörperchen ausüben sollen.

Ich beobachte seit längerer Zeit auf der inneren Abt. des Allerheiligenhospitales (Chefarzt Prof. Dr. Ercklentz) einen Fall dieser Art, den ich als Paradigma hier kurz skizzieren möchte.

(Behandelnder Arzt: Dr. Serog, Allerheiligen-Hospital.)

42jähriger Barbier. Mit 18 Jahren Magenkatarrh und Durchfall. Mit 24 Jahren ähnliche Erkrankung. Seit Weihnachten 1912 wieder Durchfälle, Erbrechen. Am 1. Januar 1913 Ohnmachtsanfall. Hat stark abgenommen. Abneigung gegen Fleisch. Aufnahme ins Krankenhaus 25. V. 13.

Schlanker muskelschwacher Mann in reduziertem Ernährungszustande. Hautfarbe gelblich weiß, Schleimhäute sehr blaß.

Herz: in normalen Grenzen, 2. Pulmonalton etwas akzentuiert; über allen Ostien ein leises systolisches Geräusch. Sonst innere Organe o. B. Milz und Leber nicht vergrößert.

Blutausstrich: Poikilozytose, kernhaltige rote und getüpfelte rote Blutkörperchen.

Erythrozyten 1,2 Mill. Leukozyten 2600, Polynukl. 20%, Lymphozyten 78%, Mastzellen 1%, Eosinophile 1%, Hämoglobin 30%. Körpergewicht 53,7 Ko.

Therapie: Mittags und abends nach dem Essen je eine Ampulle Thorium X peroral. (25 E. S. — 25 000 M. E.) Außerdem vom 29. V.—7. VI., vom 31. VI.—27. XI. jeden Tag 0,5 Arsazetin subkutan.

Die klinische Behandlung wurde am 18. VII. abgeschlossen. Bis dahin war täglich das Thorium X zweimal genommen, das Arsazetin in den angegebenen Intervallen verabreicht worden.

Blutbefund bei der Entlassung aus der stationären Behandlung am 18. VII. 13: Blutausstrich: keine abnormen Erythrozytenformen.

Erythrozyten 3,4 Mill., Leukozyten 7900, Polynukl. 52%, Lymphozyten 40%, Myelozyten 1% Eosinophile 4%, Mastzellen 1%, Übergangsformen 2%. Hämoglobin 75%, Körpergewicht 67,7 Ko!

Nachuntersuchung am 5. II. 14.: Erythrozyten 4,9 Mill., Leukozyten 5400, polynukl. 63%, Lymphozyten 34%, Eosinophile 1%, Mastzellen 1%, Übergangsformen 1%. Hämoglobin 78%.

Bemerkt sei, daß Patient seit seiner Entlassung keine weitere Behandlung erfahren hat; trotzdem hat sich das Blutbild qualitativ und quantitativ noch weiter gebessert.

Alle bisher bekannten Behandlungsmethoden der Blutkrankheiten vermögen nur vorübergehende Erfolge zu erzielen, wenn auch die erreichten Remissionen monate- ja jahrelang anhalten können. Bis heute ist in keinem Falle dauernde Heilung erzielt worden. Der Grund liegt wohl darin, daß die Blutveränderungen, die wir ja in hervorragender Weise beeinflussen können, nicht das Wesen, sondern nur ein Symptom der Krankheit darstellen. Die Behandlung charakterisiert sich dadurch als eine rein symptomatische, die den unheilvollen Ausgang wohl aufzuhalten, aber nicht zu verhindern vermag.

Literatur.

I. Allgemeines, Forschungsergebnisse, Diagnostik.

1. Abderhalden, Diagnose der Schwangerschaft mit Hilfe der optischen Methode und dem Dialysierverfahren. Münch. med. Wochenschr. 1912. Nr. 24. 1305.
2. — Münch. med. Wochenschr. 1912. Nr. 36.
3. — Münch. med. Wochenschr. 1912. Nr. 40.
4. — Deutsche med. Wochenschr. 1912. Nr. 46.
5. De Agostini, Die Meiostagminreaktion bei bösartigen Geschwülsten. Mcd. Klin. 1910. 1143.
6. Altschul, Beiträge zur Chirurgie des Magenkarzinoms. Bruns Beitr. 84, 421.
7. Apolant, Über die Beziehungen der Milz zur aktiven Geschwulstimmunität. Zeitschr. f. Immunitätsf. 17. Heft 2.
8. Ascoli, Die spezifische Meiostagminreaktion. Munch. med. Wochenschr. 1910. 62.
9. Askoli u. Izar, Technik der Meiostagminreaktion. Münch. med. Wochenschr. 1910. 22, 1170.
10. — Münch. med. Wochenschr. 10. Nr. 41. 2129.
11. Bashford, Das Krebsproblem. Deutsche med. Wochenschr. 1913. Nr.1. 4.
12. — Murray und Haaland, Ergebnisse der experimentellen Krebsforschung. Berl. klin. Wochenschr. 1907. Nr. 38/39. 1194 u. 1238.
13. Bermbach, Zur Serumdiagnose des Karzinoms. Med. Klin. 1906. Nr. 12.
14. Biach u. Weltmann, Über den wachstumshemmenden Einfluß der Milz auf das Rattensarkom. Wien. klin. Wochenschr. 1913. Nr. 27. 1115.
15. Bieger u. Trebing, Über die antitryptische Kraft des menschl. Blutserums, insbesondere bei Krebskranken. Berl. klin. Wochenschr. 1908. Nr. 22. 1041. Nr. 29. 1349.
16. Borrel, Zeitschr. f. Krebsforsch. 1909. 7. 265.
17. Brancati, Tumori. Anno II. fasc. 1.
18. Braunstein, Über die Bedeutung der Milz in der Geschwulstimmunitat und -Therapie. (Ein neues Verfahren der Krebsbehandlung). Berl. klin. Wochenschr. 1911. Nr. 45. 2029.
19. — Antitrypsin bei Krebskranken. Münch. med. Wochenschr. 1909. 15.
20. Carl, Über Tumorbildungen bei Kaltblütern. Med. Klin. 1913. Nr.12. 464.
21. Carrel, Neue Untersuchungen über das selbständige Leben der Gewebe und Organe. Berl. klin. Wochenschr. 1913. Nr. 24. 1097.
22. — Neue Fortschritte in der Kultivierung der Gewebe außerhalb des Organismus. Berl. klin. Wochenschr. 1912. Nr. 12. 533.
23. Chlumsky, Über die nichtoperative Behandlung von bösartigen Tumoren. Wien. klin. therap. Wochenschr. Nr. 9/10. 295. 1913.
24. Citron, Ein Beitrag zur Biologie des Mausekarzinoms. Zeitschr. f. Immunitätsforsch. 15. Nr. 1.
25. Crile, Hemolysis with special reference to cancer and tuberculosis. The journ. of the americ. med. Ass. Dec. 1908. 12.
26. Czerny, Warum dürfen wir die parasitäre Theorie für die bosartigen Geschwúlste nicht aufgeben? Bruns Beitr. 25, 243. 1899.

27. Czerny, Über die Behandlung inoperabler Krebse. Langenbecks Arch. **61**, 287. 1900.
28. — Die im Samariterhause Heidelberg geübten Methoden der Krebsbehandlung. Münch. med. Wochenschr. 1910. Nr. 17. 889.
29. — und Caan, Therapie der Krebse. Münch. med. Wochenschr. 1911. Nr. 36. 1897.
30. — — Therapie der Krebse. Münch. med. Wochenschr. 1911. Nr. 41. 2187.
31. — — Über die nichtoperative Behandlung der Geschwülste. Münch. med. Wochenschr. 1912. Nr. 41. 2209.
32. — Über Entstehung und Behandlung des Krebses. Münch. med. Wochenschr. 1913. Nr. 13. 734.
33. — Über die neueren Bestrebungen, das Loos der Krebskranken zu verbessern. Teubner. Leipzig 1913.
34. Dilger, Über Gewebskulturen in vitro. Deutsche Zeitschr. f. Chir. **120**, Heft 3 u. 4. 1913. 243.
35. v. Dungern, Über Serodiagnostik der Geschwülste mittels Komplementbildung. Münch. med. Wochenschr. 1912. Nr. 2. 65.
36. — Münch. med. Wochenschr. 1912. Nr. 20. 1093.
37. — Münch. med. Wochenschr. 1912. Nr. 52. 2854.
38. — und Werner, Das Wesen der bösartigen Geschwülste. Leipziger akad. Verlagsgesellsch. 1907.
39. Epstein, Die Abderhaldensche Serumprobe auf Karzinom. Wien. klin. Wochenschr. 1913. Nr. 17.
40. Esslinger, Über den Einfluß des Rohparaffinöls auf das Epithelwachstum. Bruns Beitr. **85**, 715.
41. Falk, Salomon, Saxl, Über vermehrte Polypeptidausscheidungen bei Krebskranken. Med. Klin. 1910. Heft 13.
42. Fibiger, Über eine durch Nematoden hervorgerufene papillomatöse und karzinomatöse Geschwulstbildung im Magen der Ratte. Berl. klin. Wochenschr. 1913. Nr. 7. 289.
43. Fibiger, Untersuchungen über eine Nematode und deren Fähigkeit usw. Zeitschr. f. Krebsforsch. **13**. Heft 2.
44. Fischel, Über die hämolytische Reaktion des Blutserums bei mal. Geschwülsten. Berl. klin. Wochenschr. 1909. Nr. 18. 883.
45. Freund und Kaminer, Über die Beziehung zwischen Tumorzellen und Blutserum. Wien. klin. Wochenschr. 1910. 1221.
46. Friedberger, Über intravenöse Tumorimpfung bei der Maus. Ber. mikrobiologische Gesellsch. 9. I. 13. Ref.: Berl. klin. Wochenschr. 1913. Nr. 7. 325.
47. Fuld, Über die Kellingsche Serumreaktion bei Karzinomatösen. Berl. klin. Wochenschr. 1905. Nr. 18. 535.
48. Halpern, Über Serodiagn. d. Geschw. mittels Komplementablenkungsreaktion. Münch. med. Wochenschr. 1913. Nr. 17. 914.
49. v. Hansemann, Über Geschwülste der Eingeborenen unserer Kolonien. Hufelandsche Gesellsch. 13. II. 13. Ref.: Berl. klin. Wochenschr. 1913. Nr. 12. 564.
50. — Über präkanzeröse Krankheiten. Zeitschr. f. Geburtsh. u. Gynäk. 1913. **74**. Heft 1.
51. — Demonstration von Präparaten des Herrn Fibigers zur künstlichen Erzeugung von Krebs. Berl. med. Gesellsch. 7. V. 13. Ref.: Berl. klin. Wochenschr. 1913. Nr. 21. 988.
52. Hara, Serodiagnostik der malignen Geschwülste. Deutsche med. Wochenschrift 1913. Nr. 52. 2559.
53. Henke, Beobachtungen bei einer kleinen Endemie von Mäusekarzinomen. Zeitschr. f. Krebsforsch. **13**. Heft 2.
54. Herzfeld, Beitrag zur Briegerschen Reaktion. Berl. klin. Wochenschr. 1908. Nr. 49. 2182.
55. Hofmeister, Therapie des Krebses. Zentralbl. f. Chir. 1909. Nr. 43. 1489.
56. Kafemann, Die nichtoperative Behandlung des Krebses nach den Grundsätzen des Heidelberger Samariterhauses. Med. Klin. 1913. Nr. 5. 161.

57. **Kelling**, Die Ursache, die Verhütung und die Blutserumdiagnose der Magen-
und Darmkrebse. Münch. med. Wochenschr. 1904, Nr. 43, 1909.
58. — Über die Blutserumreaktion bei Karzinomatösen. Berl. klin. Wochenschr.
Nr. 29 u. 30.
59. — Über eine neue hämolytische Reaktion des Blutserums bei malignen Geschwülsten. Langenbecks Arch. 1906. **80**.
60. — Untersuchung über die praktische Bedeutung der Meiostagminreaktion
von Askoli bei malignen Geschwülsten des Verdauungstraktus und vergleichende Untersuchungen über die Meiostagminreaktion und die hetero-
lytische Blutkörperchenreaktion. Wien. klin. Wochenschr. 1911. Nr. 3. 90.
61. — Neue Versuche zur Erzeugung von Geschwülsten mittels arteigener und
artfremder Embryonalzellen. Münch. med. Wochenschr. 1913. Nr. 9. 489.
62. **Keyßer**, Beiträge zur experimentellen Karzinomforschung. Wien. klin.
Wochenschr. 1913. Nr. 41. 1664.
63. **Königsfeld**, Experimentelle Untersuchung über die Entstehung von Ge-
schwulstmetastasen. Med. Sekt. d. Schles. Ges. f. vaterl. Kultur. Breslau.
31. X. 13. Ref. Med. Klin. 1913. Nr. 48. 1998.
64. **Königsfeld und Prausnitz**, Über Wachstumshemmung der Mäusekarzinome durch Allylderivate. Deutsche med. Wochenschr. 1913. Nr. 50.
2466.
65. **Kraus, Graff, Ranzi**, Über neuere serol. Methoden zur Diagnostik mal.
Tumoren. Wien. klin. Wochenschr. 1911. Nr. 28. 1003.
66. **Lassar**, Zum Stande der Krebstherapie. Zeitschr. f. Krebsforsch. III. 4.
67. **Lewin**, Stoffwechseluntersuchungen bei Karzinomatösen. Deutsch. med.
Wochenschr. 1905. Nr. 6. 28.
68. — Die Ätiologie der malignen Geschwülste. Therapie d. Gegenwart 1913.
Nr. 3. 121.
69. — Wie behandeln wir inoperable Geschwülste? Therapie d. Gegenwart
1913. Nr. 2. 71.
70. — Versuche über die Biologie der Tiergeschwulste. Berl. klin. Wochenschr.
1913. Nr. 4. 147.
71. — Durch filtrierbares Virus verimpfbarer Hühnertumor von Peyton Rous.
Berl. med. Gesellsch. 1913. 9. VII. Ref.: Berl. klin. Wochenschr. 1913.
Nr. 29. 1370.
72. **Lindenschatt**, Über Serodiagnostik der Geschwülste mittels Komplementablenkungsreaktion nach v. Dungern. Deutsche med. Wochenschr.
1912. Nr. 46.
73. **Löwenstein**, Über durch Nematoden hervorgerufene Geschwulstbildungen
bei der Ratte. Berl. klin. Wochenschr. 1913. Nr. 16. 761.
74. **Mayo**, Die operative Behandlung des Magenkarzinoms. Journ. of the
americ. med. assoc. 1913. **61**. Nr. 8.
75. **Monakow**, Beitrag zur Serodiagnostik maligner Tumoren. Münch. med.
Wochenschr. 1911. Nr. 42. 2207.
76. **Morpurgo und Donati**, Beitrag zur Frage der Vererbung der Anlage zur
Geschwulstentwicklung. Münch. med. Wochenschr. 1913. Nr. 12. 626.
77. **Neuberg**, Weitere Beiträge zur Chemie der Geschwulste. Biochem. Zeitschr.
26. 312.
78. **Oser und Pribram**, Bedeutung der Milz in dem an malignen Tumor erkrankten Organismus und die Beeinflussung von Tumoren durch Milzbrei.
Zeitschr. f. experiment. Pathol. u. Ther. **12**. H. 2. 1913. 295.
79. **Paulsen**, Demonstration einer Plasmaplatte mit Kolonien von pigment-
bildenden Nematoden von Melanosarkom. Biol. Abtlg. des ärztl. Vereins
in Hamburg. 24. VI. 13. Ref.: Munch. med. Wochenschr. 1913. Nr. 34.
1909.
80. **Petridis**, Serodiagnostik der Geschwülste nach v. Dungern. Münch. med.
Wochenschr. 1913. Nr. 24.
81. **Peyton Rous und Murphy**, Beobachtungen an einem Hühnersarkom und
seiner filtrierbaren Ursache. Berl. klin. Wochenschr. 1913. Nr. 14. 637.
82. **Pfeiffer und Finsterer**, Über den Nachweis eines gegen das eigene Karzinom
gerichteten anaphylaktischen Antikörpers im Serum von Krebskranken

nebst vorlaufigen Bemerkungen zu diesem Befunde. Wien. klin. Wochen-schrift 1909. Nr. 28. 989.

83. Rapp, Was beeinflußt die Überimpfbarkeit von Mausetumoren? Zeitschr. f. Krebsforsch. **12.** H. 3.

84. Rosenbaum, Blutserologische Untersuchungen bei Karzinom des Magens und Darms. Münch. med. Wochenschr. 1908. Nr. 9. 443.

85. Rosenfeld, Statistik der geographischen Verbreitung des Krebses. Wien. klin. Wochenschr. 1913. Nr. 37. 1469.

86. Salkowsky, Über die Verwertung des Harnbefundes zur Karzinomdiagnose. Berl. klin. Wochenschr. 1910. 533, 1746, 2297.

87. Salomon und Saxl, Schwefelreaktion im Harn Krebskranker. Wien. klin. Wochenschr. 1911. Nr. 13. 440.

88. Saul, Beziehung der Helminthen und Akari zur Geschwulstätiologie. Berl. med. Gesellsch. 18. II. 1913. Berl. klin. Wochenschr. 1913. Nr. 19. 892.

89. Schiff, Über nicht operative Behandlung von Epitheliomen. Wiener med. Presse. 1905. Nr. 14.

90. Schußler, Über Selbstheilungsvorgänge in Krebsen. Naturw.-med. Gesellsch. z. Jena. 27. II. 1913. Ref.: Munch. med. Wochenschr. 1913. Nr. 17. 952.

91. Seeligmann, Über Studien zur Erforschung und Heilung des Krebses beim Menschen. Wien. klin. Rundschau. 1903. Nr. 3.

92. Simon, Die Behandlung der inoperablen Geschwülste. Ergebn. der Chir. und Orthop. **7,** 263.

93. — Die Behandlung der inoperablen Geschwulste. Vortr. i. d. med. Sekt. der Schles. Gesellsch. f. Vaterl. Kultur. Breslau. 7. XI. 1913. Berl. klin. Wochenschr. 1914. Nr. 2. 56.

94. — Sarkomentwicklung nach Quarzlampenbehandlung. Berl. klin. Wochen-schr. 1914. Nr. 3, 108.

95. Spude, Über Ursache und Behandlung des Krebses. 24. Kongr. f. inn. Med. Wiesbaden.

96. Stammler, Chirurgenkongreß 1911. Münch. med. Wochenschr. 1911. Nr. 37. 1957.

97. Strauch: Durch Mäusekarzinom erzeugte Kaninchentumoren. Ärztl. Verein Hamburg. 10. VI. 1913. Ref.: Berl. klin. Wochenschr. 1913. Nr. 31. 1425.

98. Theilhaber: Können Karzinome spontan heilen? Deutsch. med. Wochen-schrift. 1913. Nr. 27. 1314.

99. Zur Frage von der operationslosen Behandlung des Karzinoms. Berl. klin. Wochenschr. 1913. Nr. 8. 348.

100. — Die Prophylaxe der Karzinome. Wien. klin. Wochenschr. 1913. Nr. 1. 10.

101. — Der Einfluß des Lebensalters auf die Entstehung des Karzinoms. Med. Klin. 1913. Nr. 44. 1805.

102. Trebing und Disselhorst, Über die Verwendung der Fuld-Großschen Methode zur Antitrypsinbestimmung. Berl. klin. Wochenschr. 1909. Nr. 51. 2296.

103. Venus, Versuche, das Karzinom auf nicht operativem Wege zu heilen. Wien. klin. Wochenschr. 1910. Nr. 26. 972.

104. — Radio- und Elektrotherapie des Karzinoms. Palliativoperationen. Zen-tralbl. f. d. Grenzgeb. d. Med. u. d. Chir. 1910. **13,** 721.

105. Verson, Die Meiostagminreaktion bei bosartigen Geschwülsten. Wien. klin. Wochenschr. 1910. Nr. 30. 1002.

106. Walter, Über das durch ein filtrierbares Virus erzeugbare Huhnersarkom. Greifswalder med. Verein. 23. V. 1913. Ref.: Deutsche med. Wochenschr. 1913. Nr. 38. 1858.

107. v. Wasielewski, Demonstration von parasitären Haut- und Schleimhaut-wucherungen und experimentell erzeugten Magengeschwuren bei Ratten. Naturhistor. med. Verein Heidelberg. 20. V. 1913. Ref.: Deutsche med. Wochenschr. 1913. Nr. 32. 1575.

108. — Hühnergeschwülste. Naturhist. med. Verein Heidelberg. 20. V. 1913. Ref.: Munch. med. Wochenschr. 1913. Nr. 34. 1912.

109. Weil, Beitrag zur Statistik der Magenresektion. Berl. klin. Wochenschr. 1913. Nr. 9. 390.

110. **Werner**, Über die Leistungsfähigkeit der chirurgischen und kombinierten
    Behandlungsmethoden des Krebses. **Langenbecks** Arch. **95**, II. 595.
    1911.
111. — Leistungsfähigkeit der chirurgischen und kombinierten Behandlungs-
    methoden der bösartigen Neubildungen. Zentralbl. f. Chir. 1911. Nr. 29. 21.
112. — Die nicht operativen Behandlungsmethoden der bösartigen Neubildungen.
    Berl. klin. Wochenschr. 1913. Nr. 10. 435.
113. — Erfahrungen mit den chemisch-physikalischen Behandlungsmethoden des
    Krebses im Samariterhause. Münch. med. Wochenschr. 1913. Nr. 38. 2100.
114. **Wiesner**, Moderne medikamentöse Behandlung des Krebses. Wiener klin.
    Rundschau. 1905. Nr. 42.
115. **Wideroe**, Über die diagnostische Anwendung der biochem. Reaktion auf
    maligne Geschwülste. Norsk. Mazin for Lägevidenskaben. 1908. Ref.
    Hildebrands Jahresber. 1908. 115.
116. **Wolff**, Die Lehre von der Krebskrankheit. Jena 1911.
117. **Wolfsohn**, Über Serodiagnostik der Geschwülste mittels Komplementab-
    lenkung nach v. **Dungern**. Deutsch. med. Wochenschr. 1912. Nr. 41.

II. 1. a) Bakteriotherapie.

118. **Abbe**, Sarcoma of Skull, treated surgically and by toxins. Annals of Surg.
    Febr. 1896.
119. **Angerer**, Zur Heilung des Krebses mit Erysipelserum nach **Emmerich**
    und Scholl. Münchn. med. Wochenschr. 1895. Nr. 21. 503.
120. **Ashdowne**, Disappearence of a tumor following injection of Coleys fluid.
    Lancet. 22. V. 1909. 1455.
121. **Betti**, Cancro, malaria e chinino. Il policlinico. Soz. pratica. 1903. Fasc. 24.
122. **Bouque**, Essais de traitement des tumeurs malignes inopérables par la toxi-
    thérapie. La semaine méd. 1896. Nr. 24.
123. **Breitenstein**, Karzinom in den Tropen. Prager med. W.ochenschr. 1901.
    Nr. 45. 543.
124. **Bruns**, Zur Krebsbehandlung mit Erysipelserum. Deutsche med. Wochenschr.
    1895. Nr. 20. 313.
125. — Zur Krebsbehandlung mit Erysipelserum. Deutsche med. Wochenschr.
    1895. Nr. 27. 428.
126. — Die Heilwirkung des Erysipels auf Geschwulste. Beitr. zur klin. Chir.
    1888. **3**, 443.
127. **Busch**, Über den Einfluß, welchen heftige Erysipele zuweilen auf organi-
    sierte Neubildungen ausüben. Berl. klin. Wochenschr. 1866 und 68.
128. **Campanini**, Cura del sarcoma con le tossine dello streptococco e del bacillo
    prodigioso. Il policlinico. 1895. 13.
129. **Coley**, The therapeutic value of the mixed toxines of the streptococcus of
    erysipelas and bacillus prodigiosus in the treatment of inoperable malig-
    nant tumours with a report of 160 cases. American Journ. of med. sciences.
    1896. Sept.
130. — Inoperable sarcoma cured by mixed toxines of erysipelas. Annals of sur-
    gery. 1897. Febr.
131. — Die Behandlung inoperabler Sarkome mit den Toxinen des Erysipels
    und des Bacillus prodigiosus. Wien. med. Blatter. 1898. Nr. 38/39.
132. — The treatment of inoperable sarcoma with the mixed toxines of erysipelas
    and bac. prodigiosus. Journ. of the amer. med. Assoc. 1898. 20.—28. VIII.
133. — Inoperable sarcoma treated with the mixed toxines of erysipelas and bac.
    prodigiosus. Annales of sugery. 1899. Oct.
134. — The mixed toxins of erysipelas and bac. prodigiosus in the treatment of
    sarcoma. Journ. of the amer. med. Assoc. 1900. April 14.
135. — Inoperable sarcoma. Med. Record. 1907. March 27. July 27.
136. — Treatment of inoperable sarcoma by bacterial toxins. Practitioner.
    1909. 589.

137. Coley, A plea for more conservative treatment on sarcoma of long bones. Journ. of the amer. med. Assoc. 1910. Januar 29.
138. — Treatment of inoperable sarcoma by bacterial toxins Surg. Sect. Med. Chronicle. 1910. April 1.
139. — Le traitement conservateur du sarcome des os longs. Auszug aus dem Bericht des 24. Kongr. der Franz. Ges. f. Chir. 1911.
140. Czerny, Über Heilversuche bei malignen Geschwulsten mit Erysipeltoxinen. Munchn. med. Wochenschr. 1895. Nr. 36.
141. Dentu, Toxithérapie et sérothérapie des tumeurs malignes. Gaz. des Hôp. 1896. Nr. 17.
142. Emmerich und Scholl, Klinische Erfahrungen über die Heilung des Krebses durch Krebsserum. Deutsche med. Wochenschr. 1895. Nr. 17. 265.
143. — — Kritik der Versuche des Herrn Prof. Bruns über die Wirkung des Krebsserums. Deutsche med. Wochenschr. 1895. Nr. 22. 358.
144. — — Die Haltlosigkeit der kritischen Bemerkungen des Herrn Petersen uber Krebsheilserumtherapie. Deutsche med. Wochenschr. 1895. Nr. 24. 378.
145. Eschweiler, Die Erysipel-, Erysipeltoxin- und Serumtherapie bei bösartigen Geschwülsten. Med. Bibliothek f. prakt. Ärzte. 1898. Nr. 119—120.
146. Fowler, The use of animal toxins in the treatment of inoperable malignant tumuors. Amer. Journ. of the med. sciences. 1898.
147. Freymuth, Zur Behandlung des Krebses mit Krebsserum. Deutsche med. Wochenschr. 1895. Nr. 21. 333.
148. Friedrich, Heilversuche bei inoperablen bösartigen Neubildungen (Coleys Verfahren). Langenbecks Arch. **50**, Heft 4. 1895.
149. Hunt, A case of recurrent carcinoma of the parotid gland treated with Coleys fluid. Lancet. 1911. June 17. 1641.
150. Jaksch, Über die Behandlung maligner Tumoren mit Erysipelserum von Emmerich und Scholl. Grenzgeb. I. 318. 1896.
151. Kappes: Einwirkung des Erysipels auf Tumoren. Inaug.-Diss. Freiburg 1904.
152. Koch, Zur Frage der Behandlung der malignen Neoplasmen mit Erysipeltoxinen. Deutsche med. Wochenschr. 1896. Nr. 7. 103.
153. Kopfstein, Klinische Erfahrungen uber die Wirkungen des Erysipelserums auf Karzinome und andere maligne Geschwülste. Wiener klin. Rundschau. 1895. Nr. 33/34.
154. Korff, Über Karzinombehandlung mit Streptokokken-Prodigiosuskulturen und negativem Resultate. Wiener med. Wochenschr. 1897. Nr. 12. 513.
155. Lartschneider, Ein Beitrag zur Kasuistik der Krebsserumbehandlung. Wiener klin. Wochenschr. 1896. Nr. 29. 660.
156. Lewis, Case of epithelioma treated by injections of the toxins of erysipelas. Journ. of cutan. and genito-urinary diseases. 1896. Nr. 165.
157. Loeb, The treatment of inoperable sarcoma by erysipelas and prodigiosus toxins. Journ. of the amer. med. Assoc. 1910. Jan. 22.
158. Loeffler, Eine neue Behandlungsmethode des Karzinoms. Deutsche med. Wochenschr. 1901. Nr. 42. 725.
159. Mansell Moulin, Disappearence of inoperable tumours after the repeated injections of Coleys fluid. Lancet. 1897. Nov. 13. 1248.
160. — The treatment of inoperable sarcoma by Means of Coleys fluid. Lancet. 1898. 354. Febr. 5. Brit. med. Journ. Febr. 19. 495. Med. Press. Febr. 16.
161. Marmaduke Sheild, Note on a case of recurrent sarcoma of the fascia of the back treated by Coleys fluid. Brit. med. Journ. 1898. July 23.
162. Morgan Docksell, The treatment of sarcoma by Colyes fluid. Brit. med. Journ. 1898. Sept. 10.
163. Mori, Carcinosi e malaria. La Clinica moderna. 1902. Nr. 14.
164. Odier, Traitement des affections sarcomateuses par les toxines de M. Coley. Revue med. Journ. 1908. 2460.
165. Oliver, Inoperable sarcoma of the neck treated successfully with Coleys fluid. Med. Press. 5. II. 1908.

166. Orta, Carcinoma e malaria. Gazz. degli Ospedali e delle cliniche. 1902. Nr. 129.

167. Peiser, Therapie des Sarkoms. (Rontgenstrahlen. Coleys fluid.) Allgem. med. Zentralzeitg. 1908. Nr. 13/14.

168. Petersen, Einige kritische Bemerkungen zur Krebsserumheiltherapie. Deutsche med. Wochenschr. 1895. Nr. 20. 314.

169. — Zur tatsachlichen Berichtigung in Sachen des Krebsheilserums. Deutsche med. Wochenschr. 1895. Nr. 27. 429.

170. — Klinische Beobachtungen bei der Bakteriotherapie bosartiger Geschwulste. Verhandl. d. Deutsch. Ges. f. Chir. 1896.

171. — Klinische Beobachtungen bei der Bakteriotherapie bosartiger Geschwulste. Langenbecks Arch. **53**, 184. 1896.

172. — Über die Grundlagen und die Erfolge der Bakteriotherapie bosartiger Geschwülste. Bruns Beitr. **17**, 341. 1896.

173. Pichler, Therapeutische Versuche mit dem Emmerich-Schollschen Krebsserum. Wiener klin. Wochenschr. 1896. Nr. 16. 308.

174. Prochnik, Karzinom und Malaria. Wien. klin. Wochenschr. 1902. Nr. 5. 113.

175. Reineboth, Injektionen in ein Endotheliom mit Emmerichschem Krebsheilserum. Deutsche med. Wochenschr. 1895. Nr. 48. 794.

176. Répin, La toxithérapie des tumeurs malignes. Revue de chir. **15**, 465. 1895. Nr. 6.

177. Rotgans, Bösartige Geschwulst durch Wundinfektion geheilt. Tijdschr. voor Geneesk. Nr. 12. Ref.: Deutsche med. Wochenschr. 1913. Nr. 44. 2162.

178. Rovighi, Cancro e malaria. Gazz. degli Ospedali. 1902. Nr. 114.

179. Rydygier, Einige Bemerkungen uber das Krebsserum von Emmerich und Scholl. Nowing lekarskie. 1896. Nr. 20.

180. Schmidt, Krebs und Infektionskrankheiten. Med. Klinik. 1910. 1690. Nr. 43.

181. — Das Krebsproblem in der Perspektive der inneren Medizin. Prager med. Wochenschr. 1913. Nr. 48. 659.

182. Scholl, Mitteilung über die Darstellung von Krebsserum. Deutsche med. Wochenschr. 1895. 759.

183. Sematzki, Die Behandlung der malignen Tumoren mittels der Streptokokkenkulturen und der Mischkulturen von Streptokokkus und Bac. prodigiosus. Zentralbl. f. allgem. Path. 8, 241. 1897.

184. Senn, Behandlung maligner Tumoren mit den Toxinen des Erysipelstreptokokkus. Journ. of the amer. med. Assoc. **25**, 1895. Nr. 4.

185. Spencer, Sarcoma treated by Coleys fluid. Brit. med. Journ. 1909. March. 20. 721.

186. Stimson, Gerster, Curtis, Results of Erysipelas toxins upon malignant growths. Annals of surg. 1896. July.

187. Swain, The treatment of malignant tumours by the toxins of the Streptococcus erysipelatis and bacillus prodigiosus. Brit. med. Journ. 1895. Dec. 7.

188. Tile, Einige Worte aus Anlaß der Behandlung von Krebsgeschwulsten durch Erysipelserum. Letopis russkai chirurgii. 1896. 3. Sept.

189. Wild, The treatment of malignant growths by Coleys fluid. Med. Chronicle. 1901. Nr. 6.

190. Willet, A case of lymphosarkoma, treated by Coleys fluid. Brit. med. Journ. 1898. Sept. 10. 718.

191. Wyeth, Frequency of recurrence of sarcoma. Annal. of surg. 1901. Sept.

192. — Some original contributions to surgery the treatment of sarcoma by streptococcus and pyogenetic infection. Journ. of the amer. med. Assoc. 1910. April 16.

193. Ziemacki, Über die Resultate der Behandlung von 20 Fallen von bösartigen Neubildungen mittels Injektionen von Antistreptokokkenserum. St. Petersburger med. Wochenschr. 1897. Nr. 35.

II. 1. b) Serotherapie und Immunisierungsverfahren.

194. Amat, Traitement du cancer par les toxins, par les sérums, par les composés chimiques. Bull. gén. de thérap. 1898. Livre 2/3.
195. Arloing et Courmont, Sur le traitement des tumeurs malignes de l'homme par les injections de sérum d'âne normal ou préalablement inoculé avec du suc d'épithéliome. La Province méd. Nr. 21. Lyon méd. Nr. 23. Bull. de l'acad. de méd. Nr. 19. La semaine méd. 1896. Nr. 25.
196. Arohnsohn, Günstige Beeinflussung eines Kehlkopfkrebses durch Anwendung von Antimeristem. Zeitschr. f. Krebsforsch. 9, 367. 1910.
197. Baisch, Untersuchungen uber den von Schmidt angegebenen protozoenahnlichen Parasiten der malignen Tumoren und über Kankroidin. Deutsch. med. Wochenschr. 1908. Nr. 7. 278.
198. Beresnegowsky,· Untersuchungen mit Antimeristem behandelter Falle von Krebs. Zeitschr. f. Krebsforsch. 9, 373. 1910.
199. — Untersuchungen mit Antimeristem behandelter Krebsfälle. Monatsschr. f. Ohrenheilk. 1911. Nr. 10. 1119.
200. Beretta, De la sérothérapie dans les néoplasmes. Thèse de Paris 1896.
201. Bier, Beeinflussung bösartiger Geschwulste durch Einspritzung von artfremdem Blut. Deutsche med. Wochenschr. 1907. Nr. 29. 1161.
202. Binaghi, Über das Vorkommen von Blastomyzeten in Epitheliomen und ihre parasitare Bedeutung. Zeitschr. f. Hyg. 23, 1896. 284.
203. Blumenthal, Über Heilungsversuche bei einem Rattensarkom (Immunisierung). Med. Klinik. 1910. Nr. 50. 1982.
204. — Der gegenwärtige Stand der Behandlung der bösartigen Geschwülste. II. Vakzinationstherapie. Berl. klin. Wochenschr. 1913. Nr. 50. 2333.
205. Boinet, Sérothérapie anticancéreuse. Le mercredi médicale. 1895. Nr. 36.
206. Boureau, Essai de sérothérapie contre le cancer. Le mercredi médicale. 1895. Nr. 31.
207. Brosc, Essays de sérothérapie anticancéreuse. Soc. Biol. Paris. 12. Jan. 1907.
208. Brunner, Über die mit tierischem Blutserum erzielten Resultate bei malignen Neubildungen. Medycyna. 1896. Nr. 43.
209. Buck et Walton, Rapport sur la sérothérapie des tumeurs malignes. Annales et bull. de la société de méd. de Gand. 1896. Févr.
210. Chasanoff, Klinische Beobachtungen zur Wirkung des Doyenschen Serums bei Krebs. 6. Russ. Chirurgenkongr. Chirurgia. 31, 1907. Nr. 126.
211. — Klinische Beobachtungen uber die Wirkung des Doyenschen Krebsserums. Wratsch. Gaz. 1908. Nr. 23.
212. Courmont und André, Essays négatifs de sérothérapie anticancéreuse. Soc. méd. des Hôp. de Lyon. 1906.
213. Curtis, Quelques observations sur l'article de M. Wlaeff: Les blastomycètes etc. La Presse méd. 1901. Nr. 28.
214. Delbet, Un rapport sur la sérothérapie du cancer par la méthode du Doyen. Soc. de Chir. 1905. Nr. 25.
215. Delorme, Richelot, Poirier, Leguen, Sur le traitement du cancer par le sérum de Wlaeff. Bull. et mém. de la soc. de chir. de Paris. 1902. Nr. 14.
216. Dor, Sérums cytolytiques pour la guérison des cancers. Gazette hebdom. 1900. Nr. 103.
217. — Cytolyse de cancer. Gazette hebdom. 1901. Nr. 13.
218. Doyen, Traitement du cancer. Sem. méd. 1905. Nr. 41. 490.
219. — Traitement du cancer d'après la méthode du Doyen. Le progrès méd. belge. 1905. Nr. 11.
220. — The question of cancer. Med. Press. 1906. Nr. 3497. 520.
221. — La question du cancer, résultats de la vaccination antinéoplasique. La Presse méd. 1908. Nr. 75.
222. — Tumeurs et le parasitisme endo-cellulaire. Thérapeutique du cancer. La Presse méd. 1908. Nr. 95.
223. — Palliative treatment of inoperable cancer. Lancet. 1908. 4445.

224. Doyen, Diagnosis of cancer by a specific reaction with Micrococcus neoformans. Lancet. 1908. 1661. June 6.
225. — Méthode phagogène contre le cancer et les autres infections. Revue clin. 1909. Nr. 11.
226. Dubois, De la transmission de cancer humain à l'animal, sérothérapie du cancer. La semaine méd. 1896. Nr. 42.
227. Fabre-Domergue, Sérothérapie et cancer. Gazette méd. de Paris. 1895. Nr. 21.
228. Falk, Injektion von Plazentarblut bei Karzinom. Berl. med. Ges. 1908. 1. VII.
229. — Injektionen von Plazentarblut bei Karzinom. Berl. klin. Wochenschr. 1908. Nr. 30. 1394.
230. Feodorow, Resultate der Behandlung bosartiger Neubildungen durch Serum. Letopis russkoi chirurgii. 1896. 5. Sept.
231. Fibiger, Über eine durch Nematoden hervorgerufene papillomatöse und karzinomatose Geschwulstbildung im Magen der Ratte. Berl. klin. Wochenschr. 1913. Nr. 7. 289.
232. Freund und Kaminer, Beziehungen zwischen Tumorzellen und Blutserum. Wiener klin. Wochenschr. 1910. Nr. 34. 1221.
233. v. Graff und Ranzi, Zur Frage der Immunisierung gegen maligne Tumoren. Grenzgebiete. 25, Heft 2. 278. 1912.
234. Grünbaum, Some experiments on the inhibition of tumours growth in rats and mice with a suggestion for an empirical treatment in man. Lancet. 1911. April 1. 879.
235. — Neoplasma und Immunität. Lancet. 1913. Febr. 1.
236. Héricourt et Richet, De la sérothérapie dans le traitement de cancer. Compt. rend. 1895. Nr. 17.
237. — Traitement d'un cas de sarcome par la sérothérapie. Union méd. 1898. Nr. 18.
238. Hodenpyl, Serum treatment of cancer. (Ascitesflussigkeit.) Brit. med. Journ. 1910. March 26.
239. Jacobs and Geets, On the treatment of cancer by therapeutic inoculations of a bacterial vaccine. Lancet 1906. April 7. 964.
240. Jakobs, Le micrococcus neoformans. Le Progrès méd. belge 1905. Nr. 6.
241. Jenssen, Ein Beitrag zur Behandlung des Karzinoms mit Antimeristem. (Schmidt.) Deutsche med. Wochenschr. 1910. Nr. 16. 758.
242. Ill and Miningham, An experimental study of the treatment of cancer with the body fluids. Journ. of the Amer. med. Ass. 59, Nr. 7.
243. Jullier, Sur un plan d'expérience concernant le traitement de certaines tumeurs par la sérothérapie. La France méd. 1899. Nr. 22.
244. Karwacki, Über den Einfluß der aktiven Immunisierung gegen Micrococcus neoformans Doyeni auf den Verlauf maligner Neubildungen. Wien. med. Wochenschr. 1907. Nr. 5. 227.
245. Kolb, Mißerfolge mit Antimeristem. (Kankroidin Schmidt). Munch. med. Wochenschr. 1911. Nr. 20. 1076.
246. — Zur Antimeristemfrage. Berl. klin. Wochenschr. 1912. Nr. 17. 793.
247. Konigsfeld, Über Immunotherapie bei malignen Geschwulsten. Med. Klin. 1913. Nr. 27. 1089.
248. Kraus und v. Graff, Wirkungen des Plazentarserums und des Serums Gravider auf menschliche Karzinomzellen. Wien. klin. Wochenschr. 1911. Nr. 6. 191.
249. Kull, Behandlung des Karzinoms mit Kankroidin. Med. Klin. 1910. 1414.
250. Lewin, Versuche uber die Biologie der Tiergeschwulste. Berl. klin. Wochenschr. 1913. Nr. 4. 147.
251. — Behandlung von Krebskranken mit Vakzination. Therapie d. Gegenwart. 1913. Nr. 6. 253.
252. Leyden und Blumenthal, Vorlaufige Mitteilungen uber einige Ergebnisse der Krebsforschung auf der ersten medizin. Klinik. (Immunisierung.) Deutsche med. Wochenschr. 1902. Nr. 36. 637.

253. Leopold, Über maligne Tumoren nach Injektion von Reinkulturen von Blastomyzeten und uber maligne Tumoren nach Implantation menschlichen Karzinoms. Arch. f. Gynak. 1912. **96**. Heft 3. 405.

254. Lowenstein, Epithelwucherungen und Papillombildungen der Rattenblase, verursacht durch Trichosoma. Bruns Beitr. **69**, 533. 1910.

255. — Experimentelle Studien zur Theorie der Ätiologie der Tumoren. Bruns Beitr. **69**, 693. 1910.

256. — Trichodes crassicauda specifica, eine Causa directa in der Ätiologie der Tumoren. Bruns Beitr. **76**, 750.

257. — Über durch Nematoden hervorgerufene Geschwulstbildungen bei der Ratte. Berl. klin. Wochenschr. 1913. Nr. 16. 761.

258. Lucas-Championnière, Sur und mémoire de M. M. Wlaeff et Holmann de Villiers sur le traitement du cancer par l'injection d'un serum anticellulaire. Bull. de l'acad. de méd. 1900. Nr. 45.

259. — La nature parasitaire du cancer et les vaccins du cancer. Sur un nouveau sérum du cancer. Journ. de méd. pratique 1900. Cah. 24.

260. Lunckenbein, Zur Behandlung maligner Geschwulste. Münch. med. Wochenschr. 1913. Nr. 35. 1931.

261. — Zur Behandlung maligner Geschwülste. Münch. med. Wochenschr. 1914. Nr. 1. 18.

261a. Muller, Behandlungsversuche inoperabler Karzinome mit Glyzerinextrakt der eigenen Tumoren. Diss. Straßburg 1910.

262. Neander, Behandlung mit Kankroidin. Deutsche med. Wochenschr. 1909. Nr. 5. 227.

263. Novell, Ein atiologischer Faktor bei Karzinom und seine mögliche Bedeutung fur die Behandlung des Krebses Boston med. et surg. Journ. 1913. Nr. 23.

264. — Experimentelle Krebsforschungen I. Zentralbl. f. pathol. Anat. **24**, Heft 18.

265. Paine and Morgan, On the value of a serum (Doyens) in cases of malignant disease. Lancet 1906. April 7. 955.

266. Pinkuß, Weitere Erfahrungen uber serologische Diagnostik, Verlauf und Behandlung des Karzinoms. Deutsche med. Wochenschr. 1912. Nr. 2. 55. Nr. 3. 119.

267. Pinkuß und Kloninger, Zur Vakzinationstherapie des Krebses. Berl. klin. Wochenschr. 1913. Nr. 42. 1941.

268. Power, Ineffectual treatment of cancer being a record of three cases injected with Dr. Schmidts Serum. Brit. med. Journ. 1904. Febr. 1906. 299.

269. Regand, Observations retrospectives d'essais negatifs de sérothérapie anticancéreuse Soc. méd. de l'hôp. de Lyon. 18. XII. 1906.

270. Richet et Héricourt, De la sérothérapie dans le traitement de cancer. La sem. méd. 1895. Nr. 52.

271. Risley, The treatment of cancer with body fluids and cancerous ascites. Journ. of the Amer. Assoc. 1911. Mai 13.

272. Roncali, Die Blastomyceten in den Adenokarzinomen des Ovariums. Zentralbl. f. Bakt. u. Parasitenkunde 1895. Nr. 12, 13.

273. — Die Blastomyceten in den Sarkomen. Zentralbl. f. Bakt. 1895. Nr. 41/15.

274. — Über die Behandlung bosartiger Tumoren durch Injektion der Toxine des Streptokokkenerysipels zugleich mit dem des Bac. prodigiosus, sowie der nach den Methoden von Richet und Héricourt und nach den von Emmerich und Scholl zubereiteten sog. antikanzerösen Serumarten. Zentralbl. f. Bakt. 1897. **21**, 782.

275. — Über den gegenwartigen Stand unserer Kenntnisse über die Ätiologie des Krebses. Zentralbl. f. Bakt. **21**, 318 u. 394. 1897.

276. Salomoni, Sieroterapia nei tumori maligni. 10. Congr. d. Soc. ital. di chir. 1895.

277. Salvati e de Gaetano, Sul siero anticancerigno. Rif. med. **3**, 192. 1895.

278. Sanfelice, Über die pathogene Wirkung der Sproßpilze, zugleich ein Beitrag zur Ätiologie der bosartigen Geschwülste. Zentralbl. f. Bakt. **18**, Heft 18/19. 1895.

279. Schmidt, Über Antigenantikorperreaktionen und ihre Verwendung zur
         Lösung des Karzinomproblems. Allg. arztl. Verein Köln. 2. VI. 13.
         Ref.: Münch. med. Wochenschr. 1913. Nr. 33. 1858.
280. — Reaktionen und Heilerfolge bei Karzinomkranken nach Behandlung
         mit abgetöteten Reinkulturen eines im Karzinom vorkommenden Para-
         siten. Monatsschr. f. Geb. u. Gyn. 17, 1083. 1903.
281. — Über den Nachweis der Schmidtschen Parasiten der malignen Tumoren
         im Gewebe. Allgem. ärztl. Verein Köln. (Ref. Munch. med. Wochenschr.
         1904. Nr. 46. 2074.)
282. — Weitere Resultate einer spezifischen Therapie des Karzinoms.   (Kan-
         kroidin.) Munch. med. Wochenschr. 1905. Nr. 3. 143.
283. — Spezifischer Abbau maligner Geschwulste durch Kankroidin. Schmidt.
         Wien. med. Wochenschr. 1908. Nr. 27/28. 1531 u. 1594.
284. Sematzki, Über die Serotherapie bösartiger Geschwulste.   Moskauer
         Chirurg.-Kongr. (Ref. Zentralbl. f. Chir. 1897. Nr. 39. 1046.)
285. Shaw, Dr. O. Schmidts treatment of cancer: a critique based on personal
         observation. Med. Press. 1904. March 16.
286. Stammler, Behandlung bosartiger Geschwulste mit dem eigenen Tumor-
         extrakt. Chirurg.-Kongr. 1913. (Ref. Zentralbl. f. Chir. 23.)
287. Swiatecki, Ein Beitrag zur Serotherapie des Krebses. Przeglad chirurgiezny
         3, Heft 2. 1896.
288. Thomson, Doyen on the etiology and treatment of cancer. Edinburg med.
         Journ. 1905. April.
289. — 4 cases treatment by Doyens serum. Edinburg med. Journ. 1906. Januar.
290. Toux, Traitement des cancers inopérables par les injections de sérum. Journ.
         de méd. et de chir. 1906. Nr. 10. 378.
291. Tuffier, Les sérums non spécifiques dans le traitement des tumeurs. Presse
         méd. 1905. Nr. 4.
292. Wagner, Diphtherieserum und Elektrargol bei Karzinom. Wien. klin.
         Wochenschr. Nr. 1909. 35. 1217.
293. Wasielewski und Wulker, Zur Beurteilung der Schmidtschen Krebs-
         hypothese. Munch. med. Wochenschr. 1912. Nr. 8. 421.
294. Winkler, Mißerfolge mit Kankroidin Schmidt. (Antimeristem.) Med. Klin.
         1909. 1663.
295. Wlaeff, Du rôle des blastomycètes dans l'organisme.   Bull. et mém. de la
         soc. anat. 1901. Nr. 2.
296. — Contribution à l'étude du traitement des tumeurs malignes par le sérum
         anticellulaire. Journ. de méd. de Paris 1901. Nr. 3.
297. — Les blastomycètes dans la pathologie humaine. La presse méd. 1901.
         Nr. 26.
298. — Nouvelles recherches et observations sur la pathogénie et le traitement
         des tumeurs malignes. Journ. de méd. de Paris 1904. Nr. 25.
299. — Antimeristemheilungen. Deutsche med. Wochenschr. 1913. Nr. 20. 951.
300. — Nochmals über angebliche Krebsheilung durch Antimeristem. Deutsche
         med. Wochenschr. 1913. Nr. 26. 1264.

II. 2. Chemotherapie.

301. Arning, Diskussionsbemerkung zum Vortrag Kotzenbergs s. Nr. 381
         (Giftigkeit des Arsazetins).
302. Adamkiewicz, Krebsbehandlung und Krebsheilung. Wien. med. Wochen-
         schr. 1895. Nr. 33 u. 34.
303. — Über einen weiteren mit Kankroin erfolgreich behandelten, besonders
         schweren Karzinomfall. Wien. med. Wochenschr. 1896. Nr. 15.
304. — Die Heilungsprozesse bei einer aufgegebenen Krebskranken. Klin.-therap.
         Wochenschr. 1899. Nr. 28.
305. — Ist der Krebs heilbar? Berl. klin. Wochenschr. 1901. Nr. 23. 622.
306. — Neue Erfolge des Kankroin beim Krebs der Zunge, des Kehlkopfs, der
         Speiseröhre, des Magens und der Brustdrüse. Berl. klin. Wochenschr.
         1902. Nr. 24. 569.

307. Adamkiewicz, Bericht uber weitere Erfolge des Kankroin beim Krebs des Gesichtes, der Speiseröhre, des Magens usw. Therap. Monatsh. 1903. Nr. 2. 67.
308. — Die Heilung des Krebses. Wien 1903. M. Braumuller.
309. — Über die Abtötung der Krebselemente durch das Kankroin und die dadurch bewirkte Heilung des Krebses. Deutsche Ärztezeitg. 1905. Nr. 2.
310. — Der Krebs und Herr Geheimrat Leyden. Med. Blätter 1906. Nr. 42.
311. — Transformation du cancer en tissu conjonctif sous l'influence de la cancroine. Bull. de l'acad. de méd. 1906. Nr. 35.
312. — Die bisherigen Erfolge meiner unblutigen Behandlung des Krebses und die Autoritäten. Med. Blatter 1907. 12, 13, 14, 15.
313. — Zur Lösung des Krebsproblems. Prag. med. Wochenschr. 1911. Nr. 3. 29.
314. Apolant Über die Natur der Mäusegeschwulste. Berl. klin. Wochenschr. 1912. Nr. 11. 495.
315. Beer, Zur Krebsbehandlung und Krebsheilung von Prof. Adamkiewicz. Wien. med. Wochenschr. 1895. Nr. 35.
316. Bégouin, Traitement du cancer par l'intervention chirurgicale associé aux applications de la pâte arsénicale. Journ. de méd. de Bordeaux 1905. Nr. 26. 478.
317. — Epithéliome et pâte arsénicale. Soc. med. chir. Bord. 25. XI. 10. Journ. de méd. de Bord.
318. Belbège, Epithéliome cicatrisé par la quinine. Lyon méd. 1903. Nr. 44.
319. Benedikt, Chemotherapie der Kieselsäure. K. K. Gesellsch. der Ärzte Wien, 7. III. 1913. Ref. Berl. klin. Wochenschr. Nr. 18. 851.
320. Blumenthal, Der gegenwärtige Stand der Behandlung der bosartigen Geschwulste. I. Chemotherapie. Berl. klin. Wochenschr. 1913. Nr. 42. 1942. Nr. 43. 1993.
321. Bonde, Contribution à l'étude du traitement du cancer par l'acide arsénieux. Journ. de méd. de Bord. 1900. Nr. 52.
322. Brault, Note sur l'application de la méthode de Cerny-Trunecek à la guérison du lupus. Annal. de dermatol. et de syphiligraphie 1898. 572.
323. Braunstein, Chemotherapeutische Versuche an Krebskranken mittelst Selenjodmethylenblau. Berl. klin. Wochenschr. 1913. Nr. 24. 1102.
324. Burkhardt, Behandlung inoperabler Fälle nach Zeller. Klin. Dem.-Abend im stadt. Krankenhause, Nurnberg 8. V. 13. Ref. Berl. klin. Wochenschr. 1087.
325. Cavina, Einfluß von Cholineinspritzungen auf das Leberglykogen. Riforma med. Nr. 4. 1913. Ref.: Deutsche med. Wochenschr. 1913. Nr. 7. 329.
326. Cerny et Trunecek, Guérison radicale du cancer épithélial. La sem. méd. 1897. Nr. 21. 161.
327. — — Kankroidbehandlung. Deutsche Praxis 1898. 6.
328. — — Des formes des cancers, justiciables des applications arsénicales. La sem. méd. 1899. Nr. 3. 100.
329. Chachlow: Die Erstickung bösartiger Neubildungen. Russki Wratsch 1913. Nr. 5. (Ref.: Münch. med. Wochenschr. 1913. Nr. 29. 1621.)
330. Comite, Über ein neues Heilmittel gegen Krebs (Cuprase). Gaz. degli osped. 1912. Nr. 134. Ref.: Münch. med. Wochenschr. 1913. Nr. 9. 487.
331. Curti, Sulla pretesa azione curativa nel cancro. Il Policlinico 1904. Fasc. 50.
332. Czerny, Salvarsan bei inoperablen Tumoren. Munch. med. Wochenschr. 1911. Nr. 10. 543.
333. Czerny und Caan, Erfahrungen mit Salvarsan bai malignen Tumoren. Münch. med. Wochenschr. 1911. Nr. 17. 881.
334. Decker, Über Kankroin. Adamkiewicz. Munch. med. Wochenschr. Nr. 51. 2146. 1902.
335. Dejardin, Les injections sous-cutanées de quinine dans le traitement des tumeurs malignes. Arch. méd. belg. 1901. Oct.
336. Delbet, Tentatives du traitement des cancers par le sélénium. Bull. de l'assoc. franç. pour l'étude du cancer 5, Nr. 6. 121.
337. Eben, Fall von Röntgenulcus von 11 monatlicher Dauer ohne Heilungstendenz. Heilung mit Zellerscher Paste. Prager med. Wochenschr. 1913. Nr. 36. 498.

338. Eiselsberg, Bemerkungen zu der Arbeit von Adamkiewicz: Neue Erfolge des Kankroins. Berl. klin. Wochenschr. 1902. Nr. 28. 659.
339. Exner, Vortrag in der Gesellsch. f. Ärzte in Wien: Über einige Tierversuche um die Wirkung der Róntgenstrahlen zu erklaren. Wien. klin. Wochenschr. 1904. 1365.
340. — Weitere Erfahrungen über die Wirksamkeit des Cholins. Deutsche Zeitschr. f. Chir. 78, 520. 1905.
341. Exner und Sywek, Weitere Erfahrungen uber die Wirksamkeit des Cholins. Deutsche Zeitschr. f. Chir. 78, 520. 1905.
342. Exner und Zdarek, Wien. klin. Wochenschr. 1905. Nr. 4. 90.
343. — Zur Behandlung des Karzinoms (Cholin). 15. Internat. Kongr. Lissabon 1906.
344. Mac Feely, „Antituman" in cancer. Brit. med. Journ. 1910. 1821. IV.
345. Foerg, Demonstration einer Patientin, bei der ein Kankroid am Gaumen erfolgreich mit Zellerscher Paste behandelt wurde. Vereinigung nordwestdeutsch. Chir. 12. Tagung. Bremen. Ref. Zentralbl. f. Chir. 1913. Nr. 1. 17.
346. Fromaget, Epithelioma traité par les applications de pâte arsénicale. Journ. de méd. de Bord. 1900. Nr. 27.
347. Gaston et Hawry, Sur un nouveau cas d'épithélioma de la face guéri par la méthode de Cerny-Trunecek. Annal. de Dermat. 1898. 1005.
348. Gaubedu Gers, La cuprase et le cancer. Cinquante observations nouvelles Paris. Jules Roussel. 1913.
349. Gaylord, Über die therapeutische Wirkung der Metalle auf Krebs. Berl. klin. Wochenschr. 1912. Nr. 43. 2017.
350. Gellhorn, Die Behandlung des inoperablen Uteruskarzinoms mit Azeton. Versamml. d. Naturf. u. Ärzte 1907.
351. Haenisch, Demonstration eines durch kombinierte Rontgen- und Arsenbehandlung geheilten Falles von Mediastinalsarkom. Ärztl. Verein Hamburg. 11. III. 1913. Ref. Munch. med. Wochenschr. 1913. Nr. 12. 670.
352. Hagentorn, Zur Kankroinbehandlung des Krebses. Therap. Monatsh. 1903. 560.
353. Haig, Salvarsan and arsenic cancer. Brit. med. Journ. 1911. 1211. II.
354. Hansemann, Schlußwort in der Diskussion uber die Wassermannschen Eosin-Selenversuche. Berl. klin. Wochenschr. 1912. Nr. 5. 224. I.
355. Heermann, Über die Herstellung des Adamkiewiczschen Kankroin. Berl. klin. Wochenschr. 1912. Nr. 36.
356. Heller, Besserung eines Sarkoms mit Ehrlich-Hata 606. Allg. med. Zentralzeitg. 1910. Nr. 50. 699.
357. v. Herff, Chlorzink gegen Karzinom. Munch. med. Wochenschr. 1908. Nr. 7. 331.
358. Hermet, Cicatrisation d'un épithélioma ulceré de la face par un procédé nouveau d'applications d'acide arséniceux (Méthode de Cerny de Prague). Annal. de dermatol. 9, 226. 1898.
359. — Application de la méthode de Cerny-Trunecek à la guérison de l'épithélioma de la face. Annal. de dermatol. 9, 559. 1898.
360. Hoffmann und Schultz, Zur Wirkungsweise des róntgenbestrahlten Lezithins auf den tierischen Organismus. Wien. klin. Wochenschr. 1905. Nr. 5. 114.
361. Honsell, Zur Behandlung des Krebses nach Cerny und Trunecek. Bruns Beitr. 18, 789. 1897.
362. Holländer und Pécsi, Ein neues Heilprinzip in der Behandlung der Krebskrankheiten. (Atoxyl und Chinin.) Wien. med. Wochenschr. 1907. Nr. 11. 530.
363. — — Behandlung der Krebskrankheit mit Atoxyl-Chinin. (Wien. med. Wochenschr. 1909. Nr. 4/5. 210. 271.
364. Howell, The formic acid derivations in the treatment of cancer. Lancet 1908. 4439.
365. Hutchinson, Salvarsan (606) and arsenic cancer. Brit. med. Journ. 1911. 976. II.

366. Jaboulay, Tumeurs malignes améliorées par la quinine. Soc. de méd. Lyon méd. 1900. Nr. 35.

367. — A propos de l'emploi de la quinine dans le cancer. Soc. nat. de méd. de Lyon. Lyon méd. 1901. Nr. 8.

368. Jacoby, Zur Behandlung des Krebses mit Kankroin. Allgem. med. Zentralzeitung 1902. Nr. 2.

369. Jacobi, Empfehlung des Methylenblaus. Ref.: bei Lewin Therapie der Gegenwart 1913. Heft 2. 75.

370. Jooß, Über einen mit Salvarsan behandelten Fall von Gehirntumor. Münch. med. Wochenschr. 1912. Nr. 26. 1437.

372. Jourdan, Die Behandlung des Krebses mit Elektroselenium. La presse méd. 1912. Ref.: Therap. Monatsh. 1913. Heft 3. 229.

373. Juras, Zur Behandlung des Krebses mit Arsenik. Przeglad lekarski 1901. Nr. 40.

374. Izar, Wirkung kolloidalen Schwefels auf Rattensarkome. Zeitschr. f. Immunitätsforsch. 15, Heft 2/3. 1913.

375. — und Basile, Wirkung des kolloidalen Schwefels auf das Rattensarkom. Berl. klin. Wochenschr. 1913. Nr. 28. 1312.

376. — — Wirkung kolloidalen Schwefels auf Rattensarkom. Zeitschr. f. Immunitatsforsch. 15. Heft 2 u. 3.

377. Kausch, Über Kollargol. Langenbeck's Arch. 102. Heft 1. 159.

378. — Über Kollargol bei Sepsis und bei Karzinom. Deutsche med. Wochenschr. 1912. Nr. 35. 1635.

379. — Über Kollargol. Verhandl. d. Deutsch. Gesellsch. f. Chir. 1913.

380. Klotz, Die Beeinflussung des inoperablen Uteruskarzinoms mit Strahlen und intravenöser Chemotherapie. Münch. med. Wochenschr. 1913. Nr. 31. 1704.

381. Kotzenberg, Demonstration röntgen-therapeutischer Behandlung maligner Tumoren. Ärztl. Verein Hamburg. 1. VII. 13. Ref.: Münch. med. Wochenschr. 1913. Nr. 28. 1573.
— Kombinierte Arsen-Röntgenbehandlung. Ärztl. Verein Hamburg 11. III. 1913. Ref.: Deutsche med. Wochenschr. 1913. Nr. 27. 1338.

382. Kretzmar, Über die Behandlung des Krebses mit Kankroin Adamkiewicz. St. Petersb. med. Wochenschr. 1902. Nr. 20.

383. Kronheimer, Schwere Arsenvergiftungserscheinungen bei Karzinombehandlung nach Zeller. Nürnb. med. Gesellsch. u. Poliklinik. 9. I. 1913. Ref.: Berl. klin. Wochenschr. 1913. Nr. 8. 376.

384. Krym, Zur Frage zur Anwendung von Salvarsan bei bösartigen Geschwülsten. Russki Wratsch. 1912. Nr. 48. (Ref.: Zentralblatt f. Chir. 1912. Nr. 4. 118.)

385. Kugel, Ein Fall von gunstiger Wirkung des Kankroin Adamkiewicz. Therap. Monatsh. 1901. Heft 8. 413.

386. — Über einen Fall von Krebsheilung nach Injektion von Serum Adamkiewicz. Berl. klin. Wochenschr. 1902. 567.

387. Lannois, Traitement des tumeurs malignes inopérables ou récidivantes par la quinine (méthode de Jaboulay). Bull. et mém. de la soc. de chir. 1901. Nr. 7.

388. Lassar, Arsen bei Hautkarzinom. La sem. méd. 1893. 39, 254, 303.

389. — Zur Therapie des Kankroids. (Pil. asiat.) Berl. klin. Wochenschr. 1901. Nr. 10. 249.

390. Lewin, Über Ferment- und Chemotherapie der bösartigen Geschwülste. Therap. d. Gegenw. 1911. 414.

391. — Die Wirkung von Schwermetallen auf die bösartigen Tiergeschwülste. Berl. klin. Wochenschr. 1913. Nr. 12. 541.

392. Lichtenstern, Fall von Lymphosarkomatose mit Kompression usw. unter Arsen-Röntgenbehandlung rasch zurückgegangen. Wien. med. Wochenschr. 1911. Nr. 8. 519.

393. Loeb und Fleischer, Intravenöse Injektionen von verschiedenen Substanzen beim Karzinom der Tiere. Journ. of the americ. med. assoc. 14. VI. —. Ref.: Deutsche med. Wochenschr. 1913. Nr. 28. 1378.

394. Lotz, Bemerkungen zur Zellerschen Krebsbehandlung. Med. Gesellsch.
     Basel. 23. X. 1913. Ref.: Berl. klin. Wochenschr. 1913. Nr. 45. 2108.
395. Mariani, Due casi di cancro inoperabile dell' utero trattati col. chinino.
     Atti del 16. Congr. ital. di chir. 1912.
396. Marsden, Arsenic and cancer. Brit. med. Journ. 1911. 1295. II.
397. Michailow, Diagnose und Therapie des Krebses. Russki Wratsch Nr. 12.
     und 14. Ref.: Deutsche med. Wochenschr. 1913. Nr. 26. 1271.
398. Mitchell, Formalin in the treatment and removal of inoperable malignant
     growths. Brit. med. Journ. 1899. Febr. 11. 337.
399. Momburg, Die Radikalheilung der Epithelkrebse nach Cerny und Tru-
     necek. Therapie der Gegenw. 1899. Heft 4.
400. Moorhead, The exstirpation of cancer with Formalin. Brit. med. Journ.
     1909. Febr. 27. 532.
401. Morestini, De l'emploi du formol dans le traitement des tumeurs malignes.
     Bull. et mém. de la soc. de chir. de Paris 38, 1348. 1912.
402. Neuberg und Caspari, Tumoraffine Substanzen. Deutsche med. Wochen-
     schrift 1912. Nr. 8. 375.
403. Neuberg, Caspari, Löhe, Weiteres uber Heilversuche an geschwulst-
     kranken Tieren mittelst tumoraffiner Substanz. Berl. klin. Wochen-
     schrift 1912. Nr. 30. 1405.
404. Noehte, Über einen mit Salvarsan behandelten Fall von malignem Gehirn-
     tumor. Munch. med. Wochenschr. 1912. Nr. 10. 529.
405. Nothnagel, Bemerkungen zu dem Aufsatze von Adamkiewicz: Neue
     Erfolge des Kankroins. Berl. klin. Wochenschr. 1902. Nr. 28. 659.
406. Nutt, Beattie, Pys-Smith, Arsenkrebs. Lancet 1913. 26. VII. 4691. 210.
     2. VIII. 4692. 282.
407. Oestreich, Ein neuer Versuch der Behandlung des Krebses. (Antituman.)
     Berl. klin. Wochenschr. 1910. 1698. 37.
408. Perlmann, Zur Wirkungsweise des Kankroins. Therap. Monatsh. 1904. 333.
409. Philipp, Über die Behandlung inoperabler Tumoren mit Elektroselinium
     Clin. Prager med. Wochenschr. 1913. Nr. 34. 473.
410. Poten, Zur Krebsbehandlung mit Kankroin. Adamkiewicz. Berl. klin.
     Wochenschr. 1902. Nr. 28. 660.
411. Powell, Clinical observations of the treatment of inoperable cancer by
     formalin. Brit. med. Journ. 1903. May 30. 1257.
412. Quesner, Demonstration von zwei Fallen von Mediastinaltumoren mit
     Arsen-Rontgenbehandlung zur Heilung gebracht. Ärztl. Verein Hamburg.
     14. X. 1913. Ref.: Berl. klin. Wochenschr. 1913. Nr. 45. 2107.
413. Radinger, Versuche mit Kankroin. Wien. med. Wochenschr. 1897. Nr. 40.
     1853.
414. Rajewski, Zur Frage der Behandlung bosartiger Neubildungen. (Formal-
     dehydlosung.) Chirurgia 5, Nr. 29. 1899.
415. Renault, Nouveaux cas de guérison de cancers par la cancroine du prof.
     Adamkiewicz. La presse méd. 1903. Nr. 57. 517.
416. Reverdin, Deux cas de tumeurs mélaniques traitées par le topique ar-
     sénicale de Cerny. Rev. de chir. 1907. Nr. 11.
417. Ribbert, Zur Chemotherapie des Krebses. Med. Klin. 1912. 1981. 49.
418. Roller, Tod durch Chlorzinkspulung. Zeitschr. f. Med.-Beamte. Nr. 24.
     Ref.: Deutsche med. Wochenschr. 1913. Nr. 14. 670.
419. Roziès, La cuprase dans le cancer inopérable. Gaz. des hôp. 1913. Nr. 21.
420. Schick, Die Krebsbehandlungsmethode Dr. Zellers. Wien. med. Wochen-
     schrift 1912. Nr. 48. 3155.
421. — Dr. Zeller und seine Krebsbehandlungsmethode. Wien. med. Wochen-
     schrift 1912. Nr. 49. 3242.
422. Schultz-Schultzenstein, Ein großes karzinomatos entartetes Uterus-
     myom mit Kankroin Adamkiewicz erfolglos behandelt. Berl. klin.
     Wochenschr. 1902. Nr. 28 661.
423. Schwalbe, Die Zellersche Krebsbehandlung. Deutsche med. Wochen-
     schrift 1913. Nr. 27. 1314.
424. Schwarz, Über die Wirkung der Radiumstrahlen. Pflugers Arch. 1903. 532.

425. Seeligmann, Sarkombehandlung. (Arsazetin. Röntgen.) Berl. med. Gesellsch. 7. V. 1913. Ref.: Deutsche med. Wochenschr. 1913. Nr. 21. 1018.

426. — Die kombinierte Chemo- und Röntgentherapie maligner Geschwülste. Deutsche med. Wochenschr. 1913. Nr. 27. 1310.

427. Seeligmann, Über ein erfolgreiches Heilverfahren bei einem Sarkom (Rezidiv) des Eierstocks, das die Wirbelsäule ergriffen hatte. Münch. med. Wochenschr. 1913. Nr. 12. 637.

428. — Sarkombehandlung. Ärztl. Verein in Hamburg. 12. II. 1913. Ref.: Deutsche med. Wochenschr. 1913. Nr. 21. 1018.

429. Sellei, Zur Chemotherapie der Tumoren beim Menschen. Zeitschr. f. Chemotherapie 1, Heft 4. 406.

430. Sick, Zwei Falle von Heilung bzw. Besserung inoperabler ausgedehnter Sarkome durch Atoxylininjektionen. Munch. med. Wochenschr. 1907. Nr. 8. 390.

431. — Behandlung von Sarkomen mit Arseninjektionen. Deutsche med. Wochenschrift 1907. Nr. 29. 1197.

432. Spude, Die ersten Versuche mit einer neuen Kombinationsbehandlung des Krebses. Elektromagnetische Reiz-Arsenbehandlung. Münch. med. Wochenschr. 1912. Nr. 31. 1713.

433. — Erfolgreiche Behandlung von Gesichtskrebsen durch einfache Einstichelung von Eisenoxyduloxyd. Zeitschr. f. Krebsforsch. 13, Heft 1. 1913.

434. — Erfolgreiche Behandlung von Gesichtskrebsen durch Einstichelung von Eisenoxyduloxyd, kombiniert mit Arseninjektionen. Berl. klin. Wochenschrift 1913. Nr. 24. 1104.

435. Staudenmayer, Die Krebsbehandlung mit medikamentösen Mitteln. Münch. med. Wochenschr. 1912. Nr. 44. 2397.

436. v. Stein, Acidum pyrogallicum oxydatum (Pyrogallolum oxydatum, Pyraloxin) bei Erkrankungen des Ohres, der Nase und der Kehle, sowie in der Therapie der Tuberkulose, des Krebses und des Sarkoms. Zeitschrift f. Laryng. Rhinol. und ihre Grenzgeb. 5, Heft 5. 879.

437. Sticker, Die Beeinflussung bösartiger Geschwulste durch Atoxyl und fremdartiges Eiweiß. Berl. klin. Wochenschr. 1908. Nr. 30. 1391.

438. Strauß, Epitheliombehandlung mit Kupfersalzen. (Kupferlezithin.) Deutsche med. Wochenschr. 1912. Nr. 45. 2122.

439. Stroné, Chinin und Krebs. Med. Klin. 1909. Nr. 48. 1818.

440. Tauzia, A propos du traitement des épithéliomas par la pâte arsénicale. Journ. de méd. de Bord. 1901. Nr. 9.

441. Trinkler, Zur Frage der Behandlung von Neubildungen mit Kolloidallosungen von schweren Metallen in Verbindung mit Cholin. Chirurgia 32, 1912.

442. Trunecek, Radikalheilung des Epithelialkrebses mit Arsenik. Klin.-therap. Wochenschr. 1900. Nr. 1. u. 3.

443. — Die Behandlung der bösartigen Geschwülste mit Arsenverbindungen. Wien. med. Wochenschr. 1901. Nr. 19. u. 21. 926 u. 1026.

444. Tschachotin, Über Strahlenwirkung auf Zellen speziell auf Krebsgeschwulstzellen und die Frage der chemischen Indikation derselben. Munch. med. Wochenschr. 1912. Nr. 44. 2379.

445. Unna, Zur Karzinombehandlung. (Resorzin-Benzoesaure-Arsenik.) Monatsheft f. prakt. Dermat. 32, 293. 1902.

446. Venot, Epithélioma et pâte arsénicale. Journ. de méd. de Bord. 1901. Nr. 28.

447. Völker, Chlorzinkatzungen bei inoperablen Tumoren. Bruns Beitr. 27, 592. 1900.

448. Voerner, Operationslose Behandlung des Krebses. (Zellersche Behandlung.) Med. Gesellsch. Leipzig. 11. III. 1913. Ref.: Deutsche med. Wochenschr. 1913. Nr. 22. 1078.

449. Walker und Whittingham, The effect of general contraction of the peripheral bloodvessels upon mouse cancers. Lancet 1913. 1010.

450. Wassermann und Hansemann, Chemotherapeutische Versuche an tumorkranken Tieren. Berl. klin. Wochenschr. 1912. Nr. 1. 4.

451. **Weil**, Kolloidales Kupfer bei Karzinom. Journ. of the americ. med. assoc. 27. IX. 1913. Ref.: Deutsche med. Wochenschr. 1913. Nr. 43. 2109.

452. **Werner**, Experimentelle Untersuchungen uber die Wirkung der Radiumstrahlen auf tierische Gewebe und die Rolle des Lezithins bei derselben. Zentralbl. f. Chir. 1904. Nr. 43. 1233.

453. — Zur chemischen Imitation der biologischen Strahlenwirkung. Munch. med. Wochenschr. 1905. Nr. 15. 691.

454. — Zur Kenntnis und Verwertung der Rolle des Lezithins bei der biologischen Wirkung der Radium- und Röntgenstrahlen. Deutsche med. Wochenschr. 1905. Nr. 2. 61.

455. — Erfahrungen über die Behandlung von Tumoren mit Rontgen-, Radiumstrahlen und Cholininjektionen. Grenzgeb. 20. 172. 1909.

456. **Werner und Szecsi**, Experimentelle Beiträge zur Chemotherapie der malignen Geschwulste. Zeitschr. f. Chemotherapie 1, 357.

457. **Williams**, A case of rodent ulcer treated with pure resorcin. Brit. med. Journ. 1900. Dez. 1.

458. **Wolff**, Einige Bemerkungen zu Zellers Methode der Krebsbehandlung. Deutsche med. Wochenschr. 1912. Nr. 38. 1789.

459. **Wolze und Pagenstecher**, Erfolgreiche Behandlung eines inoperablen Mandelsarkoms mit Kuprase und Röntgenstrahlen. Münch. med. Wochenschrift 1913. Nr. 19. 1036.

460. **Zangemeister**, Über die nichtoperative Behandlung des Krebses. (Cholin, Trypsin Tiergalle.) Berl. klin. Wochenschr. 1908. Nr. 45. 2044.

461. **Zeller**, Behandlung und Heilung von Krebskranken durch innerlich und äußerlich angewendete medikamentöse Mittel. Münch. med. Wochenschr. 1912. Nr. 34. 1841. Nr. 35. 1916.

II. 3. Physikalische Behandlungsmethoden.

462. **Abel**, Erfahrungen über die Fulguration von Karzinomen. Langenbecks Arch. **99**, I. 298.

463. — Fulgurationsbehandlung des Karzinoms. Zentralbl. f. Chir. 1909. 23. Kongreßber.

464. — Die Elektrokoagulation bei der operativen Behandlung des Krebses, speziell der Gebärmutter. Berl. med. Gesellsch. 1913. 29. I. 1913. Ref.: Deutsche med. Wochenschr. 1913. Nr. 7. 337.

465. **Agricola**, Papillom der Binde- und Hornhaut, geheilt durch Mesothoriumbestrahlung. Klin. Monatsbl. f. Augenheilk. 1913. Mai.

466. **Albers-Schönberg**, Die Röntgentechnik. Hamburg 1913. 4. Aufl.

467. — — Gynäkol. Röntgenbestrahlungen. Ärztl. Verein Hamburg 25. März 1913. Ref.: Deutsche med. Wochenschr. Nr. 23. 1123.

468. **Altmann**, Resultate der Mesothoriumtherapie. Ärztl. Verein Hamburg. 14. X. 1913. Ref.: Berl. klin. Wochenschr. 1913. Nr. 45. 2107.

469. — Die Behandlung des Karzinoms mit Mesothorium. Deutsche med. Wochenschr. 1913. Nr. 49. 2402.

470. **Arndt und Laqueur**, Experimentelle Untersuchungen über die Fulguration an lebenswichtigen Organen. Berl. klin. Wochenschr. 1908. Nr. 31. 1440.

471. **Arneth**, Die Thorium-X-Wirkung auf das Blutzellenleben. Deutsche med. Wochenschr. 1913. Nr. 16. 733.

472. **Aschoff, Kronig und Gauß**, Zur Frage der Beeinflussung tiefliegender Krebse durch strahlende Energie. Münch. med. Wochenschr. 1913. Nr. 7/8.

473. **Aschheim**, Über die Behandlung des inoperablen Gebärmutterkrebses. Med. klin. 1913. Nr. 20. 797.

474. **Bachrach**, Tumoren der Urethra mittelst Fulguration behandelt. Gesellschaft der Ärzte Wiens. 25. IV. 1913. Ref.: Berl. klin. Wochenschr. 1913. Nr. 21. 995.

475. **Beck**, Über Sarkombehandlung mittelst der Röntgenstrahlen. Münch. med. Wochenschr. 1901. Nr. 32. 1284.

476. Beck, Über Kombinationsbehandlung bei bosartigen Neubildungen. (U. a. Vorlagerung des Magens und Röntgenbestrahlung.) Berl. klin. Wochenschrift 1907. Nr. 42. 1335.

477. Beer, Die Behandlung von Blasenpapillomen mit Hochfrequenzstromen (nach Oudin). Zeitschr. f. Urologie. **6.** Heft 1. Ref.: Deutsche med. Wochenschr. 1913. Nr. 2. 86.

478. Benckiser, Kraus und Nagelschmidt, Fulguration. Deutsche med. Wochenschr. 1908. Nr. 10. 412.

479. Benczur, Erfahrungen mit Thorium-X-Behandlung. Therapie der Gegenwart 1913. Nr. 10. 443.

480. Bergonié: Die medizinischen Anwendungen der Diathermie. Berl. klin. Wochenschr. 1913. Nr. 39. 1796.

481. Bickel, Über Mesothorium, Thorium X und Thoriumemanationstherapie. Berl. klin. Wochenschr. 1912. Nr. 17. 777.

482. — Thorium X Behandlung. Gesellsch. der Charitearzte Berlins. 9. I. 1913. Ref.: Deutsche med. Wochenschr. 1913. Nr. 10. 481.

483. — Moderne Radium- und Thoriumtherapie. Berlin 1914. August Hirschwald.

484. Blumberg, Klinische Heilung eines großen Tumors urethrae durch Mesothorium. Berl. med. Gesellsch. 26. XI. 1913. Ref.: Berl. klin. Wochenschrift 1913. Nr. 49. 2299.

485. Boas, Fulguration im Lichte zeitgemäßer Elektrotechnik. Arch. f. Orth. **7.**

486. Bragg, Durchgang der α, β, γ und Röntgenstrahlen durch Materie. Leipzig, Ambrosiusbad 1913.

487. Bucky und Frank, Über Operationen im Blaseninnern mit Hilfe von Hochfrequenzstromen. Munch. med. Wochenschr. 1913. Nr. 7. 348.

488. Bumm, Weitere Erfahrungen über die Karzinombestrahlungen. Berl. med. Gesellschaft 3. XII. 13. Ref.: Deutsche med. Wochenschr. 1913. Nr. 51. 2537.

489. — und Voigts, Zur Technik der Karzinombestrahlung. Munch. med. Wochenschr. 1913. Nr. 31. 1697.

490. — Krönig und Gauß, Döderlein, Gauß und Krinski, Haendly, Meyer, Voigt, Holzbach, Klein, Krömer, Vorträge zur Strahlenbehandlung von Karzinomen und Myomen. 15. Versamml d. Deutsch. Gesellsch. f. Gyn. Halle 14.—17. V. 1913.

491. Bumm, Erfolge der Röntgen- und Mesothoriumbestrahlung bei Karzinom der weiblichen Genitalien. Berl. med. Gesellschaft. 7. V. 1913. Ref.: Deutsche med. Wochenschr. Nr. 21. 1017.

492. — Über Erfolge der Rontgen- und Mesothoriumbestrahlung bei Uteruskarzinom. Berl. klin. Wochenschr. 1913. Nr. 22. 1001.

493. Caan, Über Radiumwirkung auf maligne Tumoren. Bruns Beitr. **65.** 773.

494. — Radiumbehandlung der bosartigen Geschwulste. Münch. med. Wochenschrift 1909. Nr. 42. 2147.

495. — Radiumbehandlung der bösartigen Geschwulste. Zentralbl. f. Chir. 1909. Nr. 47. 1624.

496. — Zur Behandlung maligner Tumoren mit radioaktiven Substanzen. Munch. med. Wochenschr. 1913. Nr. 1. 9.

497. — Therapeutische Versuche mit lokaler Thorium-Chloridbehandlung bei Karzinommäusen und Sarkomratten. Munch. med. Wochenschr. 1913. Nr. 20. 1078.

498. Casper, Zur endovesikalen Behandlung der Blasengeschwülste. Berl. urolog. Gesellsch. 1. VII. 1913. Ref.: Berl. klin. Wochenschr. 1913. Nr. 34. 1588.

499. Chalupecky, Wirkung des Mesothoriums auf den Sehapparat. Wien. klin. Rundschau 1913. Nr. 1.

500. Chrysospathes, Erfolgreiche Behandlung eines inoperablen Sarkoms mittelst Röntgenstrahlen. Munch. med. Wochenschr. 1903. Nr. 50. 2182.

501. Cohn, Die Bedeutung der Rontgenstrahlen fur die Behandlung der lymphatischen Sarkome. Berl. klin. Wochenschr. 1906. Nr. 1. 14.

502. Cohn, Zur Behandlung maligner Tumoren mit Rontgenstrahlen. Zentralbl. f. Chir. 1906. Nr. 32. 875.

503. — Fulguration maligner Tumoren. Zentralbl. f. Chir. 1909. 23. Kongreßbericht.

504. — Forestsche Nadel zur Unterstützung von Krebsoperationen. Munch. med. Wochenschr. 1909. 985. 19.

505. Coley, The influence of the Roentgen rays upon the different varieties of sarcoma. Med. News 1902. 20. Sept.

506. — The limitation of the X rays; in the treatment of malignant tumours. Med. News 1903. Jan. 31.

507. — Malignant tumours treated by X rays. Annals of surg. 1903. March.

508. Czerny, Über Fulguration der Krebse. Naturhist. med. Verein Heidelberg. 11. II. 1908.

509. — Die Blitzbehandlung des Krebses. Munch. med. Wochenschr. 1908. Nr. 6. 265.

510. — Über Blitzbehandlung des Krebses. Chir.-Kongr. 1908.

511. — Blitzbehandlung des Krebses. Langenbecks Arch. 86, 1908. 652.

512. — Fulguration und Kreuznacher Radiolpräparate bei Behandlung der Krebse. Zentralbl. f. Chir. 1909. 19. Kongreßber.

513. — Über den Gebrauch der Fulguration und der Kreuznacher Radiolpräparate bei der Behandlung der Krebse. Langenbecks Arch. 90, I. 137. 1909.

514. — Injektion von Radiumpräparaten bei malignen Tumoren. Deutsche med. Wochenschr. 1909. Nr. 51. 2252.

515. — Operationen mit dem elektrischen Lichtbogen und Diathermie. Deutsche med. Wochenschr. 1910. Nr. 11. 489.

516. — Direkte Röntgenbestrahlung maligner Tumoren. Munch. med. Wochenschrift. 1911. Nr. 10. 543.

517. Czerny und Caan, Behandlung bösartiger Geschwulste mit radioaktiven Substanzen, speziell mit Aktinium. Münch. med. Wochenschr. 1911. Nr. 34. 1801.

518. — — Über die Behandlung bösartiger Geschwülste mit Mesothorium und Thorium X. Munch. med. Wochenschr. 1912. Nr. 48. 737.

519. Dautwitz, Radiumbehandlung in der Chirurgie und Dermatologie. Wien. klin. Wochenschr. 1913. Nr. 41. 1662.

520. Degregny, Les traitements des cancers par les étincelles de haute fréquence. Arch. prov. de chir. 1907. Nr. 11.

521. Denks, Inoperables Uteruskarzinom durch Rontgenbestrahlung wesentlich gebessert. Ärztl. Verein Hamburg. 3. VI. 1913. Ref. Deutsche med. Wochenschr. 1913. Nr. 45. 2227.

522. Dessauer, Versuche uber die harten Röntgenstrahlen (mit Berücksichtigung der Tiefenbestrahlung). Munch. med. Wochenschr. 1913. Nr. 13. 696.

523. — Fortschritte in der Erzeugung harter Röntgenstrahlen. Münch. med. Wochenschr. 1913. Nr. 41. 2268.

524. — Radium-, Mesothorium und die Versuche, die beiden Substanzen durch harte X-Strahlen zu ersetzen. Münch. med. Wochenschr. 1913. Nr. 45. 2544.

525. Diesing, Biologisches Prinzip der Lichtbehandlung der Krebse. Deutsche med. Wochenschr. 1908. Nr. 45. 1927.

526. Dieterich, Ein Fall von Spätschädigung bei Röntgentiefentherapie. Fortschr. a. d. Geb. d. Rontgenstrahlen 20, Heft 2. 159.

527. Döderlein, Demonstration zur Radiotherapie des Karzinoms. Gynäkol. Ges. München. 19. VI. 1913. Ref. Deutsche med. Wochenschr. 1913. Nr. 36. 1768.

528. Döderlein, Demonstration eines durch Rontgenstrahlen merkwürdig gebesserten Falles von inoperablem Karzinom. Münch. gynäk. Gesellsch. 23. I. 1913. Ref. Deutsche med. Wochenschr. 1913. Nr. 21. 1019.

529. — Über Radiotherapie in der Gynäkologie, insbesondere beim Uteruskarzinom. Munch. ärztl. Verein. 26. Febr. 1913. Ref. Deutsche med. Wochenschr. 1913. Nr. 21. 1019.

530. — Röntgenstrahlen und Mesothorium in der gynakologischen Therapie, insbesondere auch bei Uteruskarzinom. Monatsschr. f. Geb. u. Gyn. 1913. Mai. 553.

531. Doyen, Sur la destruction des tumeurs cancéreuses accessibles par la méthode de voltaisation bipolaire et l'électrocoagulation thermique. Arch. gén. de méd. 1909. Nov.

532. — Transthermie sans altération des tissus normaux par le bain thermo-eléctrique. Press. méd. 1910. Nr. 60. 583.

533. Dreesen, Experimentelle und therapeutische Erfahrungen mit Diathermie. Deutsche med. Wochenschr. 1913. Nr. 37. 1787.

534. Exner, Erfahrungen über Radiumbehandlung maligner Tumoren. Wien. klin. Wochenschr. 1913. Nr. 29. 1203.

535. — Über die bisherigen Dauerresultate nach Radiumbehandlung von Karzinomen. Deutsche Zeitschr. f. Chir. **75**, 379.

536. — Zur Röntgenbehandlung der Tumoren. Wien. klin. Wochenschr. 1903. Nr. 25. 730.

537. — Über die Art der Ruckbildung von Karzinommetastasen unter der Einwirkung der Radiumstrahlen. Wien. klin. Wochenschr. 1904. Nr. 7. 181.

538. — Dauerheilungen von Karzinomen nach Radiumbestrahlung. Munch. med. Wochenschr. 1910. Nr. 47. 2472.

539. Fabry, Kombinierte Behandlung von Hautkarzinomen mit Kohlensaure-gefrierung und Röntgenstrahlen. Arch. f. Dermat. **116**, Heft 2, 1913. 389.

540. Ferguson, Recurrent carcinoma treated by the Rontgen rays. Brit. med. Journ. 1902. Febr. 1.

541. Finsterer, Über die Freilegung inoperabler Magenkarzinome zur Röntgenbestrahlung und die damit erzielten Erfolge. Munch. med. Wochenschr. 1913. Nr. 16. 854.

542. — Vorlagerung von Magenkarzinomen zur Rontgenbestrahlung. Gesellsch. d. Ärzte Wien. 22. II. 1913. Ref. Deutsche med. Wochenschr. 1913. Nr. 29. 1438.

543. Finzi, The radium treatment of cancer, experiences of over hundred cases. Lancet 1911. May 20. 1339.

544. Fittig, Einige mit Rontgenstrahlen behandelte Falle von Karzinom. Allg. med. Zentralzeitg. 1902. Nr. 102.

545. Foveau de Courmelles, L'électrocoagulation. Gaz. des hôp. 1911. Nr. 50. 764.

546. Frankel, Die Röntgenstrahlen in der Gynakologie. Fortschr. a. d. Geb. d. Röntgenstrahlen **19**, Heft 6. 412. 1913.

547. Freund, Elektrische Funkenbehandlung des Karzinoms. Stuttgart. Enke 1908.

548. — Mesothorium und Radium. Gesellsch. d. Ärzte Wien. 26. II. 1913. (Ref. Munch. med. Wochenschr. 1913. Nr. 12. 674.

549. Friedlander, Über lokale Mesothoriumtherapie. Berl. klin. Wochenschr. 1912. Nr. 15. 696.

550. — Über Versuche direkter Tiefenbestrahlung in der Gynäkologie mittelst radioaktiver Substanzen. (Mesothorium.) Deutsche med. Wochenschr. 1912. Nr. 31. 1450.

551. Funke, Über Einwirkung von Radium auf maligne Tumoren. Chir.-Kongr. 1908.

552. Furstenberg, Physiologische und therapeutische Wirkungen des Radiums und Thoriums. Halle 1913. Marhold.

553. Fürstenberg, Der Einfluß der Diathermie auf die Korper- und Gewebetemperatur des Menschen. Med. Klin. 1913. Nr. 19. 744.

554. Gauß und Lembke, Rontgentiefentherapie, ihre therapeutischen Grundlagen, ihre praktische Anwendung und ihre klinischen Erfolge. Urban und Schwarzenberg.

555. Geyer, Äußere Anwendung des Radiums und Mesothoriums. Zwickauer med. Gesellsch. 4. III. 1913. Ref. Deutsche med. Wochenschr. 1913. Nr. 30. 1486.

556. Goldstein, Rontgenbehandlung der malignen Geschwülste. Munch. med. Wochenschr. 1909. Nr. 11.

557. Görl, Fulguration der Krebse. Munch. med. Wochenschr. 1908. Nr. 10. 515.

558. **Grund**, Besprechung von drei Fällen von Leukamie, die mit Injektion von
Thorium X behandelt wurden. Verein d. Ärzte in Halle. 12. II. 1913.

559. **Gudzent**, Zur Frage der Vergiftung mit Thorium X. Berl. klin. Wochenschr.
1912. Nr. 20. 933.

560. — Biologisch-therapeutische Versuche mit Thorium und seinen Zerfalls-
produkten. Berl. klin. Wochenschr. 1912. Nr. 39. 1785.

561. **Hamm**, Die Röntgentherapie in der Gynäkologie. Therap. Monatsh. 1913.
Heft 7. 469.

562. **Händly**, Die Verwendung der strahlenden Energie in der Gynäkologie.
Therap. Monatsheft 1913. Nr. 11. 760.

563. **Haendly**, Die histologischen Veränderungen der mit Röntgenstrahlen und
Mesothorium behandelten Karzinomfälle. Berl. med. Gesellsch. 7. V.
1913. Ref. Berl. klin. Wochenschr. Nr. 22. 1033.

564. **Hearn**, The action of X rays on inoperable cancer. Annals of surg. 1902. Aug.

565. **Heile**, Die Autolyse als Heilfaktor in der Chirurgie, insbesondere die intra-
vitale Verstärkung autolytischer Vorgänge durch Röntgenstrahlen.
Langenbecks Arch. 77, 1171.

566. **Heimann**, Die gynäkologische Röntgentherapie. Monatsschr. f. Geburtsh.
u. Gynäk. **37**. Heft 3.

566a. — Erfolge der Mesothorium- und Röntgenbehandlung beim Karzinom.
Med. Sekt. d. Schles. Ges. f. vaterl. Kultur. Breslau. 4. VII. 1913. Ref.
Berl. klin. Wochenschr. 1913. Nr. 34. 1589.

567. **Heineke**, Wie verhalten sich die blutbildenden Organe bei der modernen
Tiefenbestrahlung. Münch. med. Wochenschr. 1913. Nr. 48. 2657.

568. **Heinecke**, Experimentelle Untersuchungen über die Einwirkung der Röntgenstrahlen auf innere Organe. Grenzgeb. **14**, 21.

569. — Experimentelle Untersuchungen über die Einwirkungen der Rontgenstrahlen auf das Knochenmark nebst einigen Bemerkungen uber die
Röntgentherapie der Leukämie, Pseudoleukamie und des Sarkoms. Deutsche Zeitschr. f. Chir. **78**, 196.

570. **Herrmann**, Über Radium, seine therapeutische Anwendung und Wirkung.
Münch. med. Wochenschr. 1913. Nr. 40. 2236.

571. **Herxheimer**, Heilung eines Falles von Hautsarkom durch Thorium X.
Münch. med. Wochenschr. 1912. Nr. 47. 2563.

572. — Nachtrag zu meiner Mitteilung „Heilung eines Falles von Hautsarkomatose
durch Thorium X". Munch. med. Wochenschr. 1913. Nr. 4. 185.

573. **Hirsch**: Die Röntgenstrahlen-, Radium- und Mesothoriumtherapie bei
malignen Tumoren. Fortschr. a. d. Geb. der Röntgenstrahlen **21**, Heft 2.
123.

574. — Die Röntgentherapie bei Myomen und Fibrosis uteri. Münch med.
Wochenschr. 1913. Nr. 17. 906.

575. **Hirschberg**, Über Operationen mit elektrischem Lichtbogen und Elektrokaustik bei malignen Geschwülsten. **Bruns** Beitr. 1911. **75**, 645.

576. — Heilung eines Hautepithelioms. (Sonnenbestrahlung.) Berl. klin. Wochenschrift. 1905. Nr. 41. 1310.

577. — Über Operationen mit dem elektrischen Lichtbogen und Elektrokaustik
bei malignen Geschwülsten. Inaug.-Diss. Heidelberg 1913.

578. **Hirschfeld** und **Meidner**, Biologische Wirkung des Thorium X und dessen
Einfluß auf Tier- und Menschentumoren. Zeitschr. f. klin. Med. **77**,
Heft 5/6. Ref. Deutsche med. Wochenschr. 1913. Nr. 39. 1902.

579. **Hochenegg**, **Freund**sche Reaktion und Licht- und Sonnenkur bei Karzinomkranken. Wien. klin. Wochenschr. 1911. Nr. 26. 956.

580. **Holzner**, Ein kasuistischer Beitrag zur Radiumbehandlung maligner Tumoren.
Prager med. Wochenschr. 1913. Nr. 31. 436.

581. **Immelmann**, Zur Technik der gynäkologischen Röntgenbestrahlung. Fortschr. a. d. Geb. d. Röntgenstrahlen. **91**, Heft 6. 411.

582. **Iselin**, Schädigungen der Haut durch Röntgenlicht nach Tiefenbestrahlung
(Aluminium) kumulierende Wirkung. Münch. med. Wochenschr. 1912.
Nr. 49. 2660. Nr. 50. 2739.

583. Juge, 140 cas de cancers traites par la fulguration. Arch. prov. de chir. 1909. Nr. 8.
584. Julien, Behandlung des Magenkrebses mit Radium. Arch. d' electr. méd. 1912. Nr. 20. 528. Ref. Therap. Monatsh. 1913. Nr. 3. 229.
585. Jung, Mesothoriumbehandlung bei Genitalkarzinom. Med. Ges. Göttingen. 25. VI. 13. Ref. Deutsche med. Wochenschr. 1913. Nr. 31. 1531.
586. Kahn, Der Einfluß von Thorium X auf keimende Pflanzen. Münch. med. Wochenschr. 1913. Nr. 9. 454.
587. Keating-Hart, L'action de courants de haute fréquence et de haute tension dans le traitement des cancers. Bull. de l'acad. de méd. 1907. Nr. 31.
588. — Behandlung des Krebses mittelst Fulguration. Leipzig akad. Verlagsgesellsch. 1908.
589. — Mehrere Arbeiten über Fulguration. Press. méd. 1909. Nr. 6, 59, 82. 93.
590. — Neue Behandlungsmethode des Krebses. Arch. f. Orth. 7.
591. Keetmann, Zur Strahlentherapie der Geschwülste. Berl. klin. Wochenschr. 1913. Nr. 39. 1806.
592. Keidler, Zur Radiumbehandlung des Gebärmutterkrebses. Wien. klin. Wochenschr. 1913. Nr. 45. 1839.
593. Kienböck, Zur Röntgenbehandlung der Sarkome. Allg. Wien. med. Zeitg. 1906. Nr. 27—32.
594. — Über Röntgenbehandlung der Sarkome. Fortschr. a. d. Geb. d. Rontgenstrahlen 9, Heft 5. 1906.
595. Klein, Röntgenbehandlung bei Karzinom des Uterus, der Mamma und der Ovarien. Munch. med. Wochenschr. 1913. Nr. 17. 905.
596. Kocher, Inoperable Karzinome und Sarkome, Fulguration. Korrespondenzblatt f. Schweiz. Ärzte. 15. VI. 1909.
597. Köhler, Zur Technik und Erfolg der gynakologischen Röntgentherapie. Fortschr. a. d. Geb. d. Röntgenstrahlen 19, Heft 6. 408.
598. Krömer, Einwirkung von Mesothorium und Thorium X auf Neubildungen. Greifswalder med. Verein. 22. II. 1913. Ref. Deutsche med. Wochenschr. 1913. Nr. 27. 1335.
599. Klotz, Ersparnis an strahlender Energie bei der Behandlung des inoperablen Karzinoms. Deutsche med. Wochenschr. 1913. Nr. 52. 2554.
600. Kojo, Über die biologische Wirkung des Mesothoriums. Berl. klin. Wochenschr. 1912. Nr. 17. 779.
601. Kowarschick, Die Diathermie. Berlin 1913. Julius Springer.
602. Krause, Vergleich der Wirkung von Thorium X und Röntgenstrahlen. Berl. klin. Wochenschr. 1913. Nr. 13. 596.
603. Kreuzfuchs, Die Röntgentherapie in der Gynäkologie. Deutsche med. Wochenschr. 1913. Nr. 19. 897.
604. Krönig und Gauß, Die Strahlentherapie in der Gynäkologie: Rontgenoder Radiumtherapie? Zentralbl. f. Gyn. 1913. Nr. 5. 153.
605. — — Die Behandlung des Krebses mit Röntgenlicht und Mesothorium. Deutsche med. Wochenschr. 1913. Nr. 26. 1233.
606. Krogius, Über einen mit Röntgenstrahlen erfolgreich behandelten Fall von Schadelsarkom. Langenbecks Arch. 71. 97.
607. Krukenberg, Ein neuer Vorschlag zur Radiotherapie. Munch. med. Wochenschr. 1913. Nr. 38. 2112.
608. Kuttner, Intraurethrale Behandlung von Neubildungen mittelst Elektrokoagulation. Zeitschr. f. ärztl. Fortb. Nr. 5. Ref. Deutsche med. Wochenschrift Nr. 31. 1523.
609. Küttner, Fulgurationsverfahren an inoperablem Mammakarzinom. Zentralbl. f. Chir. 1909. 122.
610. Kutznitzky, Mesothorium in der Dermatologie. Arch. f. Dermat. 116, Heft 2. 1913. 423.
611. Labbé, Traitement des angioms par l'électrolyse. La presse méd. 1900. Nr. 42.
612. Labbé et Blanche, La diathermie. Presse méd. 1911. Nr. 33. 333.
613. Laqueur, Zur Behandlung mit Hochfrequenzstromen. Berl. klin. Wochenschr. 1913. Nr. 35. 1602.

614. **Lassar**, Zur Rontgentherapie des Kankroids. Berl. med. Wochenschr.
    1903. Nr. 45. 1034.
615. **Latzko**, Über die Radiumbehandlung des Uteruskarzinoms. Gesellsch. d.
    Ärzte Wien. 20. VI. 1913. Ref. Berl. klin. Wochenschr. 1913. Nr. 35. 1637.
616. **Lazarus**, Die Therapie mit radioaktiven Stoffen. Med. Klin. 1913. Nr. 21.
    828.
617. — Handbuch der Radiumbiologie und -therapie einschließlich der anderen
    radioaktiven Elemente. Wiesbaden 1913. J. F. Bergmann.
618. — Zur Radiotherapie der Karzinome. Berl. klin. Wochenschr. 1913. Nr. 28.
    1304.
619. — Stand und neue Ziele der Radium-Mesothoriumtherapie. Berl. med.
    Gesellsch. 10. XII. 1913. Original siehe Berl. klin. Wochenschr. 1914.
    Nr. 5. 201.
620. **Ledoux-Lebard**, Injektionen von unlöslichem Radiumsulfat bei inoperablen
    Krebsen. Arch. d' electr. med. 1913. Nr. 21. 97. Ref. Therap. Monatsh.
    1913. Nr. 11. 806.
621. **Leopold**, Über Behandlung des Karzinoms mittelst Fulguration durch
    Keating-Hart. Zentralbl. f. Gyn. 1908. Nr. 27. 873.
622. **Levy-Dorn**, Zur Frage der gynäkologischen Röntgenbestrahlungen. Fort-
    schr. a. d. Geb. d. Röntgenstrahlen **19**, Heft 6. 407.
623. **Lexer**, Vorlagerung inoperabler Magenkarzinome vor die Bauchhöhle zur
    Röntgenbestrahlung. Munch. med. Wochenschr. 1911. Nr. 51. 2770.
624. **Lobenhoffer**, Erfahrungen mit Mesothoriumbehandlung maligner Tumoren.
    Bruns Beitr. **87**, 471.
625. — Beobachtungen über Thoriumbehandlung. 3. Tagung der Bayer. Chir.
    12. VII. 1913. Ref. Münch. med. Wochenschr. 1913. Nr. 30. 1683.
626. **Loewenthal**, Zur Strahlentherapie der Geschwulste. Berl. klin. Wochen-
    schrift. 1913. Nr. 33. 1519.
627. **Loewy**, Thorium X. Zeitschr. f. experiment. Pathol. und Therapie. **12**,
    Heft 3. Ref. Deutsche med. Wochenschr. 1913. Nr. 20. 960.
628. **Lomer**, Zur Frage der Heilbarkeit des Karzinoms. (Betrifft besonders
    galvanokaustische Schlinge und Glüheisenbehandlung.) Zeitschr. f.
    Geburtsh. u. Gynak. **50**, 305.
629. **Lorey**, Zur Technik der gynäkologischen Röntgenbestrahlungen. Fortschr.
    a. d. Geb. d. Röntgenstrahlen **19**, Heft 5. 354.
630. **Lucas-Championnière**, Traitement du cancer par la fulguration. Journ.
    de méd. 25. XI. 1908.
631. **Maaß und Plesch**, Wirkung des Thorium X auf die Zirkulation. Zeitschr.
    f. experiment. Pathol. u. Therapie **12**, Heft 1. Ref. Deutsche med.
    Wochenschr. 1913. Nr. 13. 618.
632. **Marschik und Zollschau**, Röntgenbehandlung maligner Tumoren. Wien.
    med. Wochenschr. 1911. Nr. 22. 1418.
633. **Martini**, Durch die Röntgenbehandlung hervorgerufene histologische Ver-
    änderungen maligner Geschwulste. Fortschr. a. d. Geb. d. Röntgenstrah-
    len **12**, 1908.
634. **Mayer und Sand**, Ein Fall von Sarkom als Folge der radiotherapeutischen
    Behandlung eines Karzinoms des Gesichts. Soc. belge de chir. 30. III. 1912.
    Ref. Münch. med. Wochenschr. 1913. Nr. 2. 98.
635. **Meidner**, Der gegenwärtige Stand der Mesothoriumtherapie gynakologischer
    Karzinome. Therapie der Gegenw. 1913. Nr. 9. 406.
636. — Bericht über einige mit Mesothorium behand lten Fällen von inoperablem
    Mastdarm- und Speiseröhrenkrebs. Therapie d. Gegenw. 1913. Heft 10. 447.
637. — Wirtschaftliches und physikalisch-technisches zur modernen Radiotherapie.
    Therapie d. Gegenw. 1913. Heft 10. 458.
638. **Meidner**, Mesothoriumbehandlung eines Portiokarzinoms. Therapie d.
    Gegenw. 1913. Nr. 4.
639. **Melchior**, Electrolytic treatment of inoperable malignant tumours. Brit.
    med. Journ. 1898. Nr. 5.
640. **Meseth**, Thorium X bei inneren Krankheiten. Münch. med. Wochenschr.
    1913. Nr. 38. 2105.

641. Meyer, Moderne Rontgentherapie mit besonderer Berucksichtigung der Oberflachentherapie. Deutsche med. Wochenschr. 1913. Nr. 31. 1508.
642. Miculicz und Fittig, Über einen mit Rontgenstrahlen erfolgreich behandelten Fall von Brustdrusenkrebs. Bruns Beitr. 37, Heft 3. 676.
643. Minami, Über die biologische Wirkung des Mesothoriums. Berl. klin. Wochenschr. 1912. Nr. 17. 781.
644. Mohr, Die Behandlung des Karzinoms mit Rontgenstrahlen und Finsenlicht. Die med. Woche 1902. Nr. 47 u. 48.
645. Morton, Einige weitere Erfahrungen mit Kohlensäureschnee. Lancet 21. VI. 1913. Nr. 4686. Ref. Berl. klin. Wochenschr. 1913. Nr. 31. 1451.
646. Moullin, The treatment of malignant growth by radium. Lancet 1911. May 20. 1337.
647. Muller, Neue Behandlungsmethode bösartiger Geschwulste. Therapie d. Gegenw. 1909. Nr. 11. (Rontgen und Fulgur. bzw. Diathermie.) 515.
648. — Neue Behandlungsmethode bosartiger Geschwulste. Allg. med. Zentralzeitg. 21. XI. 1909.
649. — Eine neue Behandlungsmethode bösartiger Geschwulste. Munch. med. Wochenschr. 1910. Nr. 28. 1490.
650. — Therapeutische Erfahrungen an 100 mit Kombination von Rontgenstrahlen und Hochfrequenz, resp. Diathermie behandelten bösartigen Neubildungen. Munch. med. Wochenschr. 1912. Nr. 28. 1546.
651. — Die Rontgenstrahlenbehandlung der Tumoren und ihre Kombination. Munch. med. Wochenschr. 1913. Nr. 32. 1804.
652. — Physikalische und biologische Grundlagen der Strahlenwirkung radioaktiver Substanzen, besonders des Mesothoriums und der Ersatz derselben durch Rontgenstrahlen. Munch. med. Wochenschr. 1913. Nr. 44. 2448.
653. — Die Rontgenstrahlenbehandlung der Tumoren und ihre Kombination Gynakol. Gesellsch. Munchen. 19. VI. 1913. Ref. Deutsche med. Wochenschr. 1913. Nr. 36. 1768.
654. — Tiefenbestrahlung unter gleichzeitiger Sensibilisierung mit Diathermie in einer neuen Anwendungsform. Fortschr. a. d. Geb. der Rontgenstrahlen 21, Heft 1. 49.
655. Nageli und Jessner, Über die Verwendung von Mesothorium und von Thorium X in der Dermatologie. Therapeut. Monatsh. 1913. Nr. 11. 765.
656. Nagelschmidt, Über Diathermie (Transthermie, Thermopenetration. Munch. med. Wochenschr. 1909. Nr. 50. 2575.
657. — Diathermie und Hochfrequenzstrome. Munch. med. Wochenschr. 1910. Nr. 41. 2159.
658. Nahmacher, Radiumtherapie bei bosartigen Erkrankungen. Med. Klinik 1910. 1260.
659. — Radiumbehandlung. Munch. med. Wochenschr. 1911. Nr. 10. 539.
659a. Necker, Keating-Harts Karzinombehandlung. Wien. med. Wochenschr. 1908. Nr. 19 u. 20. 1067 u. 1130.
660. Nobl, Demonstration von 8 Personen, die durch Mesothoriumbestrahlung von ihren Epitheliomen geheilt wurden. Gesellsch. d. Ärzte Wien. 13. VI. 1913. Ref. Munch. med. Wochenschr. 1913. Nr. 26. 1469.
661. Nystrom, Beiträge zur Behandlung der Hauttumoren, besonders des Hautkrebses mit Kohlensaureschnee. Deutsche Zeitschr. f. Chir. 117, 536.
662. Oppenheimer, Die intravesicale Behandlung der Blasenpapillome durch Elektrolyse. Zeitschr. f. Urologie. 7. Heft 9. Ref.: Deutsche med. Wochenschr. 1913. Nr. 43. 2114.
663. Pagenstecher, Über die praktische Identitat von Radium und Rontgenstrahlen. Munch. med. Wochenschr. 1913. Nr. 46. 2562.
664. Pappenheim, und Plesch, Wirkung des Thorium X auf den tierischen Organismus. Zeitschr. f. experiment. Ther. und Pathol. 12. Heft 1. Ref.: Deutsche med. Wochenschr. 1913. Nr. 13. 617.
665. Peham, Zur Radiumbehandlung in der Gynakologie. Wiener klin. Wochenschrift 1913. Nr. 41. 1650.
666. Perthes, Über den Einfluß der Rontgenstrahlen auf epitheliale Gewebe, insbesondere auf das Karzinom. Langenbecks Arch. 71, Heft 4. 955.

667. Perthes, Zur Frage der Röntgentherapie der Karzinome. Langenbecks
     Arch. **74**, 400.
668. — Nachkontrolle mit Rontgenstrahlen behandelter Karzinome. Deutsche
     med. Wochenschr. 1906. Nr. 47. 1934.
669. — Nachkontrolle mit Röntgenstrahlen behandelter Karzinome. Munch.
     med. Wochenschr. 1906. Nr. 33. 1641.
670. Pfahler, Röntgenbehandlung der Osteosarkome. Journ. of the americ.
     med. 23. VIII. 1913. Ref.: Deutsche med. Wochenschr. 1913. Nr. 38. 1852.
671. Pfehler, Sarcoma treated by the Röntgen rays. Journ. of cutaneous diseases.
     1908. August.
672. Pfeiffer, Die Röntgenbehandlung der malignen Lymphome und ihre Erfolge.
     Bruns Beitr. **50**, 262.
673. Pinkuß, Zur Mesothoriumtherapie bei Krebskranken. Berl. klin. Wochenschr.
     1912. Nr. 20. 935.
674. — Zur Behandlung des inoperablen Karzinoms mit Mesothorium und kom-
     binierten Behandlungsmethoden. Deutsche med. Wochenschr. 1912.
     Nr. 38. 1777.
675. — Die Mesothoriumbehandlung des Krebses auf dem Gynäkologenkongreß
     in Halle. 14.—17. Mai 1913. Deutsche med. Wochenschr. 1903. Nr. 21.
     1007.
676. — Über die Erfolge der Mesothoriumbestrahlung bei Karzinom. Berl.
     klin. Wochenschr. 1913. Nr. 24. 1105.
677. — Die Behandlung des Krebses mit Mesothorium und ihre Kombination mit
     anderen Verfahren. Deutsche med. Wochenschr. 1913. Nr. 36. 1720.
678. — Resultate in der Krebsbehandlung mit Mesothorium. Arch. d'electr.
     méd. 21. 1913. 113. Ref.: Therap. Monatsh. 1913. Heft 11. 806.
679. Plesch, Karczag und Keetmann, Thorium X in Biologie und Pathologie.
     Zeitschr. f. experiment. Pathol. und Therapie. Ref.: Deutsche med.
     Wochenschr. 1913. **13**. 617.
680. — Zur biologischen Wirkung des Thoriums. Berl. klin. Wochenschr. 1912.
     Nr. 16. 739.
681. — Über die Dauer der therapeutischen Wirkung des Thorium X. Berl.
     klin. Wochenschr. 1912. Nr. 49. 2305.
682. Plesch und Karczag, Über Thorium X-Wirkung. Munch. med. Wochen-
     schrift 1912. Nr. 25. 1363. Nr. 26. 1442.
683. Prochownick, Beitrag zur gynäkologischen Röntgenbehandlung. Ärztl.
     Verein Hamburg. 8. IV. 1913. Ref.: Deutsche med. Wochenschr. 1913.
     Nr. 30. 1482.
684. Pusey, Behandlung des Krebses mit Rontgenstrahlen. Journ. of the Amer.
     med. Ass.
685. Ramsauer und Caan, Verhalten der Organe nach Radiumeinspritzungen
     am Ort der Wahl. Munch. med. Wochenschr. 1911. Nr. 33. 1757.
686. Ranzi, Schuller, Sparmann, Erfahrungen uber Radiumbehandlung
     maligner Tumoren. Wiener klin. Wochenschr. 1913. Nr. 41. 1651.
687. Reicher, Therapie maligner Geschwulste. Allg. med. Zentralzeitg. 1910.
     Nr. 52. 721.
688. Reicher und Lenz, Weitere Mitteilungen zur Verwendung der Adrenalin-
     anämie als Hautschutz in der Röntgen- und Radiumtherapie. Deutsche
     med. Wochenschr. 1912. Nr. 1. 9.
689. Riehl, Karzinom und Radium. Wiener klin. Wochenschr. 1913. Nr. 41. 1645.
690. Rivière, Effluves et étincelles de haute fréquence dans le traitement des
     tumeurs malignes. La presse méd. 1907. Nr. 86.
691. Roelafs, Fulguration nach Keating-Hart. Tijdschr. voor Geneesk. Nr. 21.
     Ref.: Deutsche med. Wochenschr. 1913. Nr. 25. 1220.
692. Rosenkranz, Die Fulgurationsbehandlung der Krebse nach Keating-
     Hart. Berl. klin. Wochenschr. Nr. 20. 1908. 957.
693. Rubritius, Die Koagulationsbehandlung der Blasengeschwulste. Prager
     med. Wochenschr. 1913, Nr. 51. 708.
694. — Über die Koagulationsbehandlung der Blasengeschwulste. Munch.
     med. Wochenschr. 1913. Nr. 45. 2549.

695. Saalfeld, Über Radium- und Mesethoriumbehandlung der Hautkrankheiten. Berl. klin. Wochenschr. 1913. Nr. 4. 166.
696. — Radium- und Mesothoriumbehandlung der Hautkrankheiten. Berl. med. Gesellsch. 12. XII. 1912. Ref.: Deutsche med. Wochenschr. 1913. Nr. 1. 41.
697. Schiff, Radiumtherapie eines rezidivierenden Osteosarkoms. Wien. klin. Wochenschr. 1911. Nr. 10. 366.
698. — Die Abgabe von Radiumpräparaten aus offentlichen Stationen zur Behandlung privater Kranken. Munch. med. Wochenschr. 1913. Nr. 5. 250.
699. Schindler, Erfahrungen uber Radium- und Mesothoriumbehandlung maligner Tumoren. Wiener klin. Wochenschr. 1913. Nr. 36. 1413.
700. — Die Behandlung der Karzinome der Mundschleimhaut mit Radium. Med. Klin. 1913. Nr. 49. 2022.
701. Schlasberg, Über Hautepitheliome und ihre Behandlung mit Finsenlicht. Hygiea 1906. Nr. 1.
702. Schlesinger, Über den gegenwärtigen Stand der Radiotherapie bösartiger Geschwülste. Deutsche med. Wochenschr. 1913. Nr. 47. 2289.
703. Schmidt, Fortschr. a. d. Gebiet der Róntgenbehandlung in den letzten Jahren. Berl. klin. Wochenschr. 1913. Nr. 20. 927.
704. — Spätschädigungen der Haut und innerer Organe nach therapeutischer Rontgenbestrahlung. Deutsche med. Wochenschr. 1913. Nr. 32. 1553.
705. — Über die früher und heute erzielten Erfolge der Strahlenbehandlung bei tiefgelegenen Karzinomen. Fortschr. a. d. Geb. der Röntgenstrahlen. **21.** Heft 1. 33.
706. — Über die Keating-Hartsche Methode der Karzinombehandlung. Ärztl. Verein Frankfurt 6. IV. 1908.
707. — Rontgentherapie bei Sarkom. Munch. med. Wochenschr. 1911. Nr. 19. 1044.
708. — Kompendium der Rontgentherapie. Munch. med. Wochenschr. 1913. Nr. 22. 1215.
709. — Die Anwendung filtrierter Strahlen in der Rontgentherapie. Fortschr. a. d. Geb. der Róntgenstrahlen **19,** Heft 3. 209.
710. — Meine Erfahrungen und meine Technik in der gynäkologischen Róntgentherapie Fortsch. a. d. Geb. d. Rontgenstrahlen **19,** Heft 5. 320.
711. Schneider, Nachblutung nach Operation eines Blasenpapilloms mittelst Hochfrequenzstromen. Zeitschr. f. Urologie. **7.** Heft 8. Ref.: Deutsche med. Wochenschr. 1913. Nr. 36. 17ɛ2.
712. Schüller, Über die Erfahrungen mit Rademanit bei Karzinom. Wiener klin. Wochenschr. 1913. Nr. 41. 1661.
713. Schulz, Fulguration inoperabler Karzinome. Allg. med. Zentralztg. 1909. Nr. 35.
714. Schultz, Die Rontgentherapie der malignen Hauttumoren und der Grenzfälle. Fortschr. a. d. Geb. d. Röntgenstrahlen **19,** Heft 4. 237.
715. Schultze, Klinische Beobachtungen nach Fulgurationsbehandlung maligner Tumoren. Freie Vereinigung d. Chir. Berlins 1908.
716. Schwarz, Zur Frage des wirksamen Prinzips biochemischer Strahlenreaktionen. Berl. klin. Wochenschr. 1913. Nr. 9. 396.
717. Seidelin, Ätylchlorid bei Epitheliom. Lancet 14. VI. 1913. Ref.: Deutsche med. Wochenschr. 1913. Nr. 27. 1328.
718. Selig, Behandlung inoperabler Geschwulste mit Radium. Med. Klinik 1908. 1149.
719. Sellheim, Neue Wege zur Steigerung der zerstörenden Wirkung der Róntgenstrahlen auf tiefliegende Geschwulste. Münch. med. Wochenschr. 1913. Nr. 41. 2266.
720. Sigwart und Händly, Das Mesothorium in der Gynäkologie. Med. Klin. 1913. Nr. 33. 1322.
721. Simmonds, Über Mesothoriumschädigung des Hodens. Deutsche med. Wochenschr. 1913. Nr. 47. 2291.
722. Simpson, Radiumbehandlung bei Hautkrankheiten. Journ. of the americ. med. ass. 12. VII. 1913. Ref.: Deutsche med. Wochenschr. 1913. Nr. 32. 1567.

723. Sparmann, Bericht uber den weiteren Verlauf der mit Radium behandelten Falle maligner Tumoren. Wiener klin. Wochenschr. 1913. Nr. 50. 2072.

724. Stein, Über die perkutane Anwendung radioaktiver Substanzen, speziell des Aktiniums. Berl. klin. Wochenschr. 1912. Nr. 17. 784.

725. Steinhaus, Wirkung der Rontgenstrahlen aut Neoplasmen. Journ. méd. de Bruxelles Nr. 35. (Ref.: Deutsche med. Wochenschr. 1913. Nr. 39. 1902.

726. Stenggel and Pancoast, The treatment of leukemia and pseudoleukemia with X rays. Journ. of the Amer. med. Ass. **59**, Nr. 13.

727. Stenbeck, Ein Fall von Hautkrebs, geheilt durch Behandlung mit Röntgenstrahlen. Grenzgeb. 6. 1900. 347.

728. Stephan, Histologische Untersuchungen über die Wirkung der Thermopenetration auf normale Gewebe und Karzinom. Bruns Beitr. **77**, 382. 1912.

729. Sticker, Anwendung des Radiums und Mesothoriums bei Geschwülsten. Berl. klin. Wochenschr. 1912. Nr. 49. 2302. Nr. 50. 2360.

730. Stoeckel, Die Strahlentherapie in der Gynakologie. Med. Klin. 1913. Nr. 50. 2053.

731. Strauß, Strahlentherapie. Übersichtsreferat. Med. Klin. 1913. Nr. 4. 143. Nr. 5. 184. Nr. 22. 876. Nr. 34. 1384. Nr. 50. 2080. Nr. 51. 2123.

732. Strebel, Eine neue Behandlungsmethode für Lupus und bosartige Neubildungen mittelst molekularer Zertrummerung durch kontinuierliche hochgespannte hochfrequente Funkenströme. Deutsche med. Wochenschrift 1904. Nr. 2. 63.

733. — Bemerkungen uber Karzinombehandlung nach Keating-Hart. Deutsche med. Wochenschr. Nr. 14. 1908. 598.

734. Tsiwidis, Kreislaufwirkung von Thorium X. Pflugers Arch. **148**, Heft 4/5. Ref.: Deutsche med. Wochenschr. 1913. Nr. 35. 1693.

735. Tuffier, Radiothérapie dans le cancer. Bull. et mém. de la soc. de chir. 1903. Nr. 37.

736. Turner, The treatment of cancer by phototherapie. Edinburg med. Journ. 1902. December. Med. Press. 1902. Nov. 12.

737. Videbech, Ein Fall von inoperativem Angiosarkom durch Elektrolyse geheilt. Zentralbl. f. Chir. 1898. Nr. 31. 813.

738. — Elektrolyse bei inoperablen malignen Tumoren. Hospit. tidende Nr. 24. 1898.

739. Voigts, Mesothorium als Rontgenstrahlenersatz in der Gynäkologie. Munch. med. Wochenschr. 1913. Nr.22. 1188.

740. Walter, Physikalische Grundlagen der Diathermie. Munch. med. Wochenschrift 1910. Nr. 5. 240.

741. — Über radioaktive Substanzen und ihre therapeutische Verwertung. Fortschr. a. d. Geb. d. Rontgenstrahlen. **20**. Heft 5. 511.

742. Wanner und Teutschlander, Mesothorium und seine Wirkung auf bosartige Neubildungen. Monatsschr. f. Geburtsh. u. Gynak. **38**. Heft 3. 296.

743. Wasielewski und Hirschfeld, Über den Einfluß der Fulguration auf die Lebensfähigkeit von Zellen. Munch. med. Wochenschr. 1908. 1921.

744. Weckowski, Eine Absorptions- bzw. Dosierungstafel für Radium- und Mesothoriumbestrahlung. Berl. klin. Wochenschr. 1913. Nr. 47. 2186.

745. — Radiumbehandlung maligner Geschwulste. Vortr. i. d. med. Sekt. d. Schles. Gesellsch. f. vaterl. Kultur. Breslau 7. XI. 1913. Original: Berl. klin. Wochenschr. 1914. Nr. 2. 54.

746. Weinbrenner, Heilung des Hautkrebses mit Salizylsäure. Niederrhein. Gesellsch. f. Natur- und Heilkunde. Bonn. 14. VII. 1913. Ref.: Deutsche med. Wochenschr. 1913. Nr. 47. 2322.

747. Weiser, Die Diathermie. Gesellsch. f. Natur- und Heilkunde. Dresden. 15. III 1913. Ref.: Munch. med. Wochenschr. 1913. Nr. 22. 1227.

748. Weitz, Karzinome mit Röntgen- und Radiumbehandlung. Deutsche med. Wochenschr. 1906. Nr. 30. 1221.

749. Weitz, Zur Röntgentherapie karzinomatöser Hauterkrankungen. Berl. klin. Wochenschr. 1906. Nr. 37. 1235.
750. Werner, Vergleichende Studien zur Frage der biologischen und therapeutischen Wirkung der Radiumstrahlen. Bruns Beitr. **52,** 51.
751. — Biologische Wirkung der Radiumstrahlen. Münch. med. Wochenschr. 1910. Nr. 37. 1947.
752. Werner und Caan, Wirkungen von Röntgenstrahlen auf Geschwülste. Münch. med. Wochenschr. 1910. Nr. 26. 1384. Nr. 27. 1455.
753. — — Über die Verlagerung intraabdomineller Organe zur Röntgenbestrahlung. Münch. med. Wochenschr. 1911. Nr. 11. 553.
754. — — Elektro- und Radiochirurgie im Dienste der Behandlung maligner Tumoren. Munch. med. Wochenschr. 1911. Nr. 23. 1225.
755. — — Wert der Kombination von Röntgenstrahlen und Hochfrequenzbehandlung bei malignen Tumoren. Münch. med. Wochenschr. 1911. Nr. 36. 1900.
756. Werner, (Betrifft großes Magenkarzinomrezidiv, operativ vorgelagert und durch Röntgenbehandlung zum Schwund gebracht). Strahlentherapie 1912. Heft 1 u. 2.
757. — Über Behandlung der Geschwülste mit radioaktiven Substanzen. 60. Versammlung mittelrhein. Ärzte. 18. V. 13. Ref.: Munch. med. Wochenschrift 1913. Nr. 24. 1350.
758. Wertheim, Günstige Beeinflussung eines weichen Scheidenkrebses durch Radiumbestrahlung. K. K. Gesellsch. d. Ärzte Wiens. 5. VI. 13. Ref.: Munch. med. Wochenschr. 1913. Nr. 25. 1413.
759. — Radiumbehandlung des Gebarmutterkrebses. Wiener klin. Wochenschr. 1913. Nr. 41. 1648.
760. Wetterer, Traitement radiothérapique des tumeurs profondes. Press. méd. 1910. Nr. 27. 245.
761. Wichmann, Erfolge der externen Therapie mit Mesothorium. Ärztl. Verein in Hamburg. 3. XII. 12. Ref.: Deutsche med. Wochenschr. 1913. Nr. 8. 391.
762. Wickham, Is radium a cure for cancer? Brit. med. Journ. 1909. Dez. 18. 1748.
763. — Radium treatment of cancer, Med. Press. 1910. Aug. 3. 113.
764. — Allgemeine histologische Veränderungen der Gewebe unter dem Einfluß der Strahlenwirkung. Berl. klin. Wochenschr. 1913. Nr. 22. 1006. Nr. 23. 1058.
765. Wickham und Degrais, Kann das Radium in der Chirurgie bei der Behandlung maligner Tumoren von Nutzen sein? Fortschr. a. d. Geb. der Röntgenstrahlen. **21.** Heft 3. 333.
766. Widmer, Heilung eines Karzinoms durch Sonnenlicht nebst einigen Beiträgen zur unmittelbaren Lichttherapie. Münch. med. Wochenschr. 1907. Nr. 13. 619.
767. — L'héliothérapie du cancroide. La sem. méd. 1907. Nr. 14. 167.
768. Wiesner, Fulguration nach Keating-Hart. Munch. med. Wochenschr. 1908. Nr. 11. 569.
769. — Behandlung des Krebses nach Keating-Hart. Arch. f. Orthop. **7.** 1909.
769a. Williams, Treatment of certains form of cancer by X rays. Journ. of Amer. med. Assoc. 1901. Sept. 14.
770. — u. Elsworth, Radium bei Hautkarzinom. Journ. of the americ. med. ass. 31. V. 1913. Ref.: Deutsche med. Wochenschr. 1913. Nr. 26. 1279.
771. Zehden, Mesothoriumbehandlung. Gesellsch. f. Charitéarzte. 7. XI. 1912. (Ref.: Deutsche med. Wochenschr. 1913. Nr. 1. 43.)
772. v. Zeynek, Zur Geschichte der Thermopenetration. Wien. klin. Wochenschrift 1910. Nr. 3. 97.
773. — Über Diathermie. Münch. med. Wochenschr. 1910. Nr. 4. 193.
774. — Die wissenschaftlichen Grundlagen der Thermopenetration (Diathermie). Berl. klin. Wochenschr. 1913. Nr. 39. 1802.
775. Zieler, Demonstration mehrerer mit Mesothorium behandelter Fälle. Würzb. Ärzteabend. 10. VI. 1913. Ref.: Munch. med. Wochenschr. 1913. Nr. 31. 1748.

776. Zimmern, Le mode d'action de la fulguration. Press. méd. 1909. Nr. 16.
     — Essai sur les résultats de la fulguration. Press. méd. 1909. Nr. 8.
777. Zimmern et Turchini, La Diathermie. Press. méd. 1910. Nr. 38. 353.

II. 4. Sonstige Behandlungsmethoden.

778. Abrahams, Case of inoperable cancer, treated with trypsin. Lancet 1907.
     360.
779. Alcindor, Cancer, its etiology and treatment by trypsin. Brit. med. Journ.
     1908. Jan. 11. 79.
780. Bainbridge, Trypsin in cancer, a preliminary statement. Brit. med. Journ.
     1907. March. 2. 486.
781. Bayer, Adenoides Gewebe und Krebs. Prag. med. Wochenschr. 1910.
     Nr. 1. 1.
782. Beard, The action of trypsin upon the living cells of Jensens mouse-tumours.
     Brit. med. Journ. 1906. Jan. 20. 140.
783. Beatson, The treatment of inoperable cases of cancer. (Doppelseitige Kastra-
     tion und Thyreoidin.) Lancet 1896. May 20.
784. — The treatment of inoperable carcinoma. Lancet 1907. March. 27. 884.
785. — The etiology of carcinoma. Brit. med. Journ. 921.
786. Bell, Thyreoidinbehandlung. Brit. gyn. Journ. 1896. Aug.
787. Bergell, Zur Behandlung des Karzinoms mit Trypsin. Med. Klin. 1906.
     Nr. 9. 229.
788. Bergell und Sticker, Über Pathogenese und uber den spezifischen Abbau
     der Krebsgeschwulste. Deutsche med. Wochenschr. 1907. Nr. 38. 1521.
789. Biach und Weltmann, Über den wachstumshemmenden Einfluß der Milz
     auf das Rattensarkom. Wien. klin. Wochenschr. 1913. Nr. 27. 1115.
790. Braunstein, Antitrypsin bei Krebskranken. Münch. med. Wochenschr.
     1909. Nr. 15.
791. Carles, Trypsin in cancer. Med. Press. 1907. April 24.
792. Coudray, Le rôle des ganglions lymphatiques dans l'infection cancéreuse.
     Journ. de méd. de Paris 1901. Nr. 27. 28, 29.
793. Cutfield, Trypsin treatment in malignant diseases. Brit. med. Journ.
     1907. Aug. 31. 525.
794. Denissenko, Behandlung des Krebses durch Chelidonium majus. Wratsch
     1896. Nr. 34 u. 46. Diskussion. Wien. med. Blätter. Nr. 52.
795. Donati, Beitrag zur Behandlung maligner Tumoren mittels Trypsininjektion.
     Akad. f. Med. Turin. 14. XII. 1906.
796. Edmunds, A case of inoperable cancer. Favourable resultat from oopho-
     rectomy and thyroid feeding. Lancet 1902. March. 29. 888.
797. Falk und Sticker, Über Karbenzym. Munch. med. Wochenschr. 1910.
     Nr. 1. 4.
798. Gordon, A case of apparent recovery from presumably malignant disease
     of the mouth. (Veilchenblätterabsud.) Lancet 1905. March. 18. 713.
799. — The effects of violet infusion on malignant growths. Lancet 1906. Febr.
     17. 444.
800. Graves, Trypsin treatment of cancer. Boston med. et surg. Journ. 1907.
     Jan. 31.
801. Gwyer, On the thymus gland treatment of cancer. Annal. of surg. April 1908.
802. Hasse, Zur Krebsheilung. (Alkoholinjektionen.) Frankf. Naturforscher-
     versamml. u. Virchows Arch. 146, Heft 2. 209.
803. — Zur Krebsheilung. Virchows Arch. 149, Heft 2. 236.
804. Hellin, Versuch einer Therapie des Karzinoms. Wien med. Wochenschr.
     1908. Nr. 19. 1078. (Organotherapie. Verwendung von Hirnextrakt?)
805. Hofbauer, Antifermenttherapie des Karzinoms. Freie Vereinigung d.
     Chirurgen Berlins 1908.
806. — Grundzüge einer Antifermentbehandlung des Karzinoms. Berl. klin.
     Wochenschr. 1908. Nr. 30. 1389.
807. Hofbauer und Henke, Einfluß antitryptischer Körper auf Mäusekarzinome.
     Zentralbl. f. Chir. 1909. Nr. 30. 1044.

808. Hoffmann, Über Pankreatin bei Karzinom. Münch. med. Wochenschr. 1907. Nr. 46. 2276.

809. Jones, Thyroid extract in carcinoma. Brit. med. Journ. 1911. Febr. 25. 432.

810. Kossobudzki, Ein mit Chelidonium majus behandelter Fall von Lippenkrebs. Medycyna 1898. Nr. 4.

811. Krause, Über ein neues Mittel zur Bekämpfung der Krebskrankheit. (Diablastin). Allgem. med. Zentralztg. 1913. 39. Ref. Therap. Monatsh. 4. 302.

812. Kronacher, Die Beeinflussung maligner Neubildungen durch eine künstlich erzeugte aseptische Entzündung. Zentralbl. f. Chir. 1895. Nr. 20. 473.

813. Krynski, Zur Beeinflussung maligner Tumoren durch künstlich hervorgerufene aseptische Eiterung. Zentralbl. f. Chir. 1895. Nr. 30. 695.

814. Kuhn, Beitrag zur Karzinombehandlung mit Pankreatin, Radium und Röntgenstrahlen. Zeitschr. f. klin. Med. **63**, 515. 1907.

815. Lance, Traitement du cancer par les ferments pancréatiques. Gaz. des hôp. 146.

816. Laubenheimer und Caan, Tetanusinfektion nach subkutaner Einverleibung von Radiokarbenzym. Münch. med. Wochenschr. 1911. Nr. 17. 904.

817. — — Zur Radiumfermenttherapie. Bemerkungen zu den Mitteilungen Stickers und Falks. Munch. med. Wochenschr. 1911. Nr. 33. 1781.

818. Legrand, Traitement de cancer par l'extrait de chélidoine après la méthode de Denissenko. Bull. génér. de thér. 1898. Nr. 4.

819. Lewin, Über Ferment- und Chemotherapie der bösartigen Geschwulste. Therapie d. Gegenw. 1911. Heft 10. 414.

820. Leyden und Bergell, Über die therapeutische Verwendung des Trypsins. (Pankreatin bei Karzinom.) Zeitschr. f. klin. Med. Nr. 6. 360.

821. — — Über Pathogenese und über den spezifischen Abbau der Krebsgeschwulste. Deutsche med. Wochenschr. 1907. 32. 913.

822. Mahu, L'adrénaline, rèmède du cancer. La Presse méd. 1903. Nr. 27. 281.

823. Montgomery, Over the removal of the ovaries exert beneficial influence on the subsequens of malignant diseases. Journ. of the Amer. med. Ass. Sept. 23.

824. Morton, Trypsin for the cure of cancer. Med. record. 1906. Dec. 8.

825. Morton and Jones, The treatment of mammary carcinoma by the local injection of pancreatic ferment. Lancet 1907. Sept. 28. 897.

826. Odier, Sur le traitement des tumeurs par les ferments glycolytique et pancréatique. Rev. méd. de la Suisse romand. 1906. Nr. 6. 347.

827. — Traitement du cancer. Acad. scient. Paris 18. u. 25. II. 1907.

828. — Effet des injections de ferment glycolysique chez l'homme. Rev. méd. de la Suisse romande. 1907.

829. Oser und Pribram, Über die Bedeutung der Milz in dem an malignem Tumor erkrankten Organismus und die Beeinflussung der Tumoren durch Milzbrei. Zeitschr. f. exper. Path. u. Ther. **12**, 295.

830. Page and Bishop, Recurrent carcinoma of the female breast entirely disappearing under the persistent use of thyroid extract continued for 18 months. Lancet. May 28. 1898. 1460.

831. Pekoslowski, Ein durch Extract. chelidon. maj. geheilter Fall von Gesichtskrebs. Medycyna Nr. 32. 1897.

832. Rampoldi, Azione terapeutica del Jequirity in alcuni casi di cancro. Annal. di ottalm. 1907.

833. Rampoldi e Zumagalli, L'azione terapeutica del Jequirity nel cancro. La riforma medica 1909. Nr. 17.

834. Reicher, Experimentelle Beiträge zur Therapie maligner Tumoren. Allgem. med. Zentralzeitg. 1910. Nr. 20. 272.

835. Ritter, Verwertung der Saugapparate zur Diagnose bei bösartigen Geschwulsten. Deutsche med. Wochenschr. 1906. Nr. 31. 1261.

836. — Zur Behandlung inoperabler Tumoren mit künstlicher Hyperämie. Münch. med. Wochenschr. 1907. Nr. 43. 2124.

837. Robinson, Un cas de tumeurs cancéreuse, traité par le chélidoïne. Bull. génér. de thér. 1896. 8 Nov.

838. **Rossander**, Encore quelques mots sur le traitement des cancroides sans exstirpation. (Injektion von Kalilauge.) Rev. de chir. 1900. Nr. 2.
839. — Noch einige Worte zur Behandlung der Kankroide ohne blutige Operation. Hygiea **62**, Heft 4. 406. 1900.
840. **Rychner**, Cancer généralisé traité pars les ferments glycolyt. du Dr. Odier. Rev. méd. de la Suisse romande 1910. Nr. 2. 165.
841. **Severeanu** und **Sianu**, Die Lymphstase versucht in der Behandlung der Neoplasmen. Revista de chir. Nr. 6. 241. (Rumänisch.)
842. **Shaw-Mackenzie**, A case of inoperable cancer treated with trypsin. Lancet Febr. 16. 1907. 462.
843. — — An investigation of the action of digestive Ferments and tissus extracts usw. Lancet 1909. Juni 5. 1596.
844. **Sheild**, The results of operation in 60 cases of malignant disease of the breast. (Erwähnt wird Thyreoidinbehandlung.) Lancet 1902. March. 8. 643.
845. **Snow**, Novel agent in the treatment of cancer. (Lymphdrüsenextrakt.) Med. Press. 1898. Nr. 9.
846. **Spieß**, Therapeutische Versuche zur Heilung von Krebsgeschwülsten durch die Methode der Anästhesierung. Munch. med. Wochenschr. 1908. Nr. 40. 1948.
847. **Sticker**, Findet eine Beeinflussung des Krebses durch Kohle statt? Münch. med. Wochenschr. 1909. Nr. 50. 2568.
848. **Sticker** und **Falk**, Über Ferment- und Radiofermenttherapie. Berl. klin. Wochenschr. 1910. Nr. 23. 1049.
849. — — Zur Radiumfermenttherapie. Munch. med. Wochenschr. 1911. Nr. 29. 1566.
850. **Sticker** und **Rubaschow**, Ein Beitrag zur Karbenzymbehandlung. Berl. klin. Wochenschr. 1912. Nr. 44. 2075.
851. **Takaki**, Thymus treatment of carcinoma. Lancet 1910. Sept. 24. 931.
852. **Theilhaber**, Die Verhutung der Rezidive nach Krebsbehandlung. (Hyperämie.) Deutsche Zeitschr. f. Chir. 1913. **125**. 193.
853. **Venus**, Fermenttherapie des Karzinoms. Wien. klin. Rundschau 1910. Nr. 31. 479.
854. **Wallis**, Pancreatic ferment and carcinoma. Lancet 1907. Oct. 5. 982.

Zum Anhang: Behandlung der wichtigsten Blutkrankheiten.

855. **Aubertin** und **Parou**: Die Benzoltherapie der Leukämie. La presse med. 1913. 442. Ref. Therap. Monatsh. 1913. Nr. 8. 603.
856. **Betke**, Methoden der Leukämiebehandlung. Wissensch. Verein am städt. Krankenh. i. Frankfurt a. M. Ref. Munch. med. Wochenschr. 1913. Nr. 45. 2545.
857. **Bickel**, Weitere Beiträge zur Thorium X Therapie bei Anämie, Leukämie und rheumatischen Erkrankungen. Berl. klin. Wochenschr. 1913. Nr. 8. 346.
858. **Deutsch**, Demonstration eines Falles von myelogener Leukämie. Wiener Gesellsch. f. innere Med. 16. I. 1913. Ref. Deutsche med. Wochenschr. 1913. Nr. 21. 1023.
859. **Görl**, Behandlung der Leukämie. Nürnberger med. Gesellsch. u. Polikl. 10. IV. 1913. Ref. Münch. med. Wochenschr. 1913. Nr. 30. 1688.
860. **Grund**, Drei Fälle von Leukämie mit Thorium X behandelt. Verein der Ärzte in Halle. 12. II. 1913. Ref. Berl. klin. Wochenschr. 1913. Nr. 21. 1175.
861. **Jespersen**, Ein Fall von benzolbehandelter Leukämie mit eigentümlichem Verlauf. Deutsche med. Wochenschr. 1913. Nr. 27. 1300.
862. **Kardos**, Die Behandlung der Leukämie mittelst Benzol. Budapesti orvosi ujsag. 1913. 45. Ref. Therap. Monatsh. 1913. Nr. 4. 321.
863. **Királyfi**, Das Benzol in der Therapie der Leukämie. Wien. klin. Wochenschr. 1912. Nr. 35. 1311.

864. **Királyfi**, Weitere Beiträge zur therapeutischen Verwendung des Benzols. Wien. klin. Wochenschr. 1913. Nr. 26. 1062.
865. — Benzol-therapeutische Versuche bei Karzinom. Berl. klin. Wochenschr. 1913. Nr. 43. 1982.
866. **Klein**, Die Wirkung des Benzols auf den leukämischen Prozeß. Wien. klin. Wochenschr. 1913. Nr. 10. 357.
867. **Klemperer und Hirschfeld**, Weitere Mitteilungen uber die Behandlung der Blutkrankheiten mit Thorium X mit Bemerkungen uber die Benzoltherapie. Therapie d. Gegenw. 1913. Heft 2. 57.
868. **Klieneberger**, Die Behandlung der Leukamie. Fortschr. a. d. Gebiet der Röntgenstrahlen. **20**, Heft 6. 533.
869. **Korányi**, Die Beeinflussung der Leukamie durch Benzol. Berl. klin. Wochenschr. 1912. Nr. 29.
870. — Bemerkungen zum Aufsatze von Pappenheim uber Benzolbehandlung der Leukämie. Wien. klin. Wochenschr. 1913. Nr. 4. 147.
871. **Liberow**, Über die Benzolbehandlung der Leukamie. Munch. med. Wochenschr. 1913. Nr. 43. 2422.
872. **Muhlmann**, Zur Benzolbehandlung der Leukamie. Deutsche med. Wochenschr. 1913. Nr. 43. 2083.
873. **Neumann**, Über Benzolbehandlung der Leukämie. Therapie d. Gegenw. 1913. Heft 2. 56.
874. **Noumann**, Über die Ätiologie und Behandlung der Leukamie. Med. Klin. 1911. Nr. 43. 1659.
875. **Pappenheim**, Zur Benzolbehandlung der Leukamie und sonstiger Blutkrankheiten. Wien. klin. Wochenschr. 1913. Nr. 2. 48.
876. **Plesch**, Über die Dauer der therapeutischen Wirkung des Thorium X. Berl. klin. Wochenschr. 1912. Nr. 49. 2305.
877. **Rénon, Degrais, Dreyfus**, Radiumtherapie bei myeloider Leukämie. Acad. de méd. 17. VI. 1913. Ref. Berl. klin. Wochenschr. 1913. Nr. 33. 1548.
878. **Rósler**, Zur Benzolbehandlung der Leukämie. Wien. klin. Wochenschr. 1913. Nr. 21. 838.
879. **Rosenow**, Klinische Beiträge zur Therapie der Leukamie mit Thorium X. Munch. med. Wochenschr. 1913. Nr. 40. 2214.
880. **Selling**, Benzol als Leukotoxin. Zieglers Beitr. 1911. **51**, 576.
881. **Sisto**, Thorium bei Blutkrankheiten. Riform. med. Nr. 35. Ref. Deutsche med. Wochenschr. 1913. Nr. 38. 1851.
882. **Sohn**, Über die Beeinflussung des Stoffwechsels durch Benzol samt Bemerkungen über seine Darreichung bei der Leukámie. Wien. klin. Wochenschr. 1913. Nr. 15. 573.
883. **Turk**, Therapie der Leukamie mit Benzol. Wien. Gesellsch. f. Innere Med. 16. I. 1913. Ref. Deutsche med. Wochenschr. 1913. Nr. 21. 1023.
884. **Wachtel**, Zur Frage der Benzoltherapie der Leukámie. Deutsche med. Wochenschr. 1913. Nr. 7. 307.

Autorenregister.

Sachregister.